Therapie mit Messer und Gabel

Maria Hacks
Dirk Rohwedder

Therapie mit Messer und Gabel

Ernährungsmedizinische Aspekte zu den häufigsten Erkrankungen

Mit einem Vorwort von

Prof. P. Schwandt

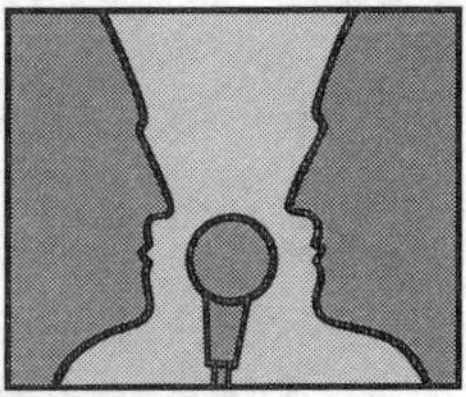

Aktuelle Interviews mit

Prof. H. Ditschuneit
Prof. H. Kasper
Prof. H.-P. Kruse
Prof. H. Mehnert
Dr. H. Oberritter
Dr. Dr. G. Ollenschläger
Prof. W. O. Richter
Prof. M. Schattenkirchner
Prof. P. Schauder
Prof. G. Schettler
Prof. G. Schlierf
Prof. E. Schneider
Dr. C. Thiel
Prof. W. Vetter
Prof. N. Zöllner

Schriftenreihe
Experten im Gespräch
Band 22

Wissenschaftsverlag Wellingsbüttel
Hamburg · Zürich

Ein Verzeichnis weiterer Werke aus unserem Verlagsprogramm finden Sie am Schluß dieses Buches

Postfach 65 02 44, 22362 Hamburg

Umschlaggestaltung: Gunther Eimers
Fotos: Privat
Gesamtherstellung: Ebner Ulm
Printed in Germany
ISBN 3-926774-21-5

1. Auflage April 1994

Inhalt

Der Präventiv-Medizin geht es darum, Krankheiten gar nicht erst entstehen zu lassen, sondern sie bereits im Vorfeld zu verhindern, aber auch um wiederherstellende Gesundheitsmaßnahmen – also um Gesundheitsförderung insgesamt. Eine der zentralen Botschaften der Präventiv-Medizin lautet: Zahlreiche in unserer Bevölkerung weit verbreitete Erkrankungen sind umweltbedingt, wobei die Ernährung sicher der gewichtigste Umweltfaktor ist. Anders ausgedrückt: Viele Leiden, viele der sog. Zivilisationskrankheiten sind ernährungsabhängig und wären ebenso wie zahlreiche durch sie bedingte vorzeitige Todesfälle bei richtiger Ernährung vermeidbar. Das umso mehr, wenn man auch die anderen Parameter wie Rauchen, Bluthochdruck, Übergewicht, Bewegungsmangel, Streß und übermäßigen Alkohol- und Kaffeekonsum mit einbezieht.

Das ist eine Botschaft von enormer Tragweite. Sie ist zwar im Grunde sehr einfach, aber in der Praxis offensichtlich noch schwer in konsequentes Handeln umzusetzen. Anders sind die hohen Morbiditäts- und Mortalitäts-Zahlen an Herzinfarkt und Schlaganfall z. B. gar nicht zu verstehen. Zumal dann nicht, wenn man beispielsweise aus den USA – aber auch aus Japan und China – lernt, daß dies auch anders geht: Vielleicht sind die jährlich rund 500.000 Infarkttoten in den USA doch eine gute Motivation für die Gesamtbevölkerung, alles gegen die atherosklerose-bedingten Krankheiten zu tun und damit ja auch Erfolg zu haben, wie die Reduktion der Infarkttodeszahlen jährlich um ca. 2 % in den beiden zurückliegenden Jahrzehnten zeigt.

Die internationale Datenlage ist heute so eindeutig, daß man es als nicht länger verantwortbaren Leichtsinn bezeichnen muß, wenn das vorhandene Wissen nicht schnell und konsequent umgesetzt wird. Wenn wir das nicht umgehend auf den Weg bringen, werden wir mit konzeptionsloser Flickschusterei à la GRG und GSG unser von der Anlage her vorbildliches Gesundheitswesen konsequent zugrunde richten! Ohne die Wiederherstellung von Gesundheit zu beschneiden, ist ein Investitionsschub für die Prävention (mit 3 % der Gesundheitskosten ohnehin ein Stiefkind) vordringlich. Das nötige Geld könnten die Produzenten von

Krankmachern aufbringen: Nach dem Beispiel der Mineralölsteuer-Erhöhung zur Bahnsanierung müßten nur die Mehrerlöse aus einer Tabaksteuer-Erhöhung in die Prävention fließen (in Kalifornien z. B. funktioniert das gut).

Dazu gehört des weiteren, daß alle Beteiligten im Gesundheitswesen bei der Umsetzung dieser Maßnahmen vorbehaltlos mitmachen. Die Bereitschaft dazu wird zwar gefährdet durch die Notbremsung mit dem GSG, nur sind Crash-Tests kein Strukturkonzept.

Neben diesen hinderlichen Rahmenbedingungen, zu denen sich noch Marktinteressen hinzugesellen, liegt ein weiteres Problem bei der Umsetzung von gesichertem Wissen in tägliches Handeln in der Komplexität der Materie: Die zum Teil noch gar nicht geklärte Vielfalt des Atherosklerose-Geschehens und die sich potenzierenden Wechselwirkungen des Risikobündels werden gerne zum Vorwand genommen für's Nichtstun, obwohl gesichert ist, daß konsequentes Handeln erheblichen Nutzen bringt. Die durch marktgesteuerte, gezielte Desinformation aufgeworfenen Fragen nach der Machbarkeit und Umsetzung in den Alltag des Einzelnen vernebeln gerne den Gewinn für Individuum und für Gesellschaft.

Und schließlich sollte nicht vergessen werden, daß der Umgang mit dem Komplex »Atheroskleroseprävention« bei uns im Lande bisher wenig Chancen hatte – beispielsweise führt die Ernährung bei uns in der Aus- und Weiterbildung von Medizinern nicht einmal ein Mauerblümchen-Dasein.

Eine solche Chance, Gesichertes verständlich umzusetzen, bietet diese hier in Taschenbuchform von den beiden Hamburger Medizin-Journalisten Maria Hacks und Dirk Rohwedder vorgelegte Interview-Sammlung. Ich selbst hatte schon wiederholt Gelegenheit zur Zusammenarbeit mit beiden, die in Wissenschaftskreisen seit Jahren einen hervorragenden Ruf genießen. Anders ist es auch nicht zu erklären, daß es ihnen gelungen ist, zu den einzelnen behandelten Krankheitsbildern und Disziplinen Top-Experten für ihr Projekt zu gewinnen.

Dieser Sammelband kann folglich

den Anspruch erheben, gesichertes Expertenwissen in einer Sprache zu vermitteln, die allgemein verständlich ist, und Botschaften verkündet, die so einfach und zugleich eindringlich sind, daß sie auch beherzigt werden können.

Peter Schwandt *
München, im März 1994

* Prof. Dr. med. Peter Schwandt von der Ludwig-Maximilians-Universität München ist Internist im Klinikum Großhadern, Vorsitzender der Deutschen Gesellschaft zur Bekämpfung von Fettstoffwechselstörungen und ihren Folgeerkrankungen e.V. (Lipid-Liga), Initiator und Stiftungsratsmitglied der Stiftung zur Prävention der Arteriosklerose sowie im Vorstand des Arteriosklerose-Präventions-Instituts.

Günter Schlierf

Richtiges Essen sollte früh gelernt werden

Günter Schlierf,
Heidelberg

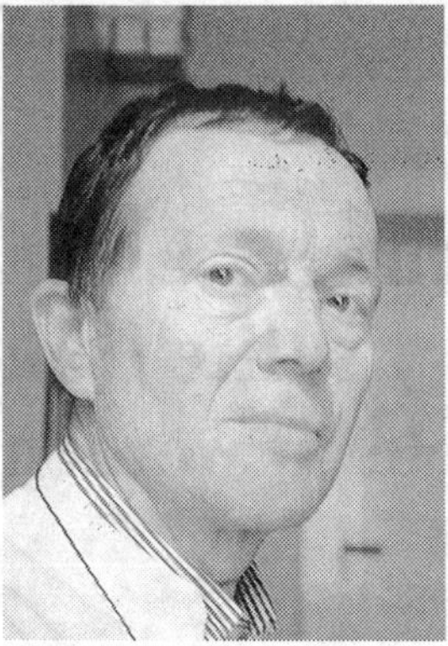

Professor Dr. med. Günter Schlierf ist seit 1979 Leitender Arzt des Geriatrischen Zentrums Bethanien in Heidelberg. Davor war er viele Jahre am Klinischen Institut für Herzinfarktforschung der Medizinischen Universitätsklinik Heidelberg tätig.

Frage: Die Deutsche Gesellschaft für Ernährung hat 10 Regeln für eine vernünftige Ernährung aufgestellt. Welchen Vorteil hat die Einhaltung dieser Regeln für die Allgemeinbevölkerung? Und gibt es Krankheiten, bei denen die Einhaltung bestimmter Regeln besonders wichtig ist?

Regel mit zwei Aspekten

Schlierf: Gehen wir die Regeln am besten einzeln durch. Die erste lautet »Vielseitig – aber nicht zu viel«. Diese wichtigste der 10 Regeln hat zwei Aspekte. Zum einen spricht sie das in Industrie-Nationen schwerwiegende Problem der Überernährung mit den bekannten gesundheitlichen Konsequenzen an, zum anderen hebt sie auf eine vollwertige Ernährung ab, die auch alle notwendigen Vitamine, Mineralstoffe und Spurenelemente enthält.

Bewegungsmangel von Kindesbeinen an

In einer Gesellschaft, in der Fernsehen, Autos und Fahrstühle dem Bewegungsmangel schon von Kindesbeinen an Vorschub leisten, ist es ein verbreitetes Übel, daß dem Körper mit der Ernährung mehr Energie zugeführt wird als er verbraucht. Mindestens jeder fünfte Deutsche ist deutlich zu dick und riskiert damit Zuckerkrankheit, Bluthochdruck und Fettstoffwechselstörungen. Diese wiederum sind Wegbereiter der Arteriosklerose und damit von Herzinfarkt und Schlaganfall.

Frage: Und warum ist es so wichtig, sich vielseitig zu ernähren?

Kein einzelnes Lebensmittel enthält alle notwenigen Nährstoffe

Schlierf: Eine vielseitige Ernährung, die das große Lebensmittelangebot nutzt, ist auch am ehesten eine vollwertige Ernährung. Kein einzelnes Lebensmittel – außer der Muttermilch für den Säugling – enthält alle notwendigen Nährstoffe. Zitrusfrüchte und Paprika etwa haben viel Vitamin C, Milch und Milchprodukte sind die Hauptlieferanten für Calcium zum Knochenaufbau, während Vollkornbrot oder Schweinefleisch reich an Vitamin B_1 sind, das u.a. für die normale Gehirnfunktion unentbehrlich ist. Demnach ergänzen sich die verschiedenen Lebensmittel zu einem gesunden Ganzen.

Kein Rechnen nach Tabellen erforderlich

Eine auf Vielseitigkeit beruhende vollwertige Ernährung funktioniert ohne Rechnen mit Nährwerttabellen. Umgekehrt ist die Versorgung mit Vitaminen etc. um so gefährdeter, je einseitiger die Lebensmittelwahl ausfällt. Auch ein langdauerndes Hungern zugunsten eines übertriebenen Schlankheitsideals kann ähnlich ungünstige Folgen haben. Meist ist es sinnvoller, ein Energiebilanzproblem nicht (nur) durch weniger Kalorienzufuhr, sondern durch mehr Bewegung – also durch mehr Kalorienverbrauch – dauerhaft zu lösen.

Wenn wir von der Überernährung in unserer Gesellschaft sprechen, dürfen wir nicht übersehen, daß es auch in einer sog. Wohlstandsgesellschaft das Problem der Mangelernährung gibt. Eine Risikogruppe sind hier hochbetagte Kranke. Aus einer Vielzahl von Gründen findet sich bei ein bis zwei Dritteln alter, kranker Menschen eine unzureichende Nährstoffversorgung. Auch sie verschlechtert die Lebensqualität und kann lebensverkürzend wirken.

Viele hochbetagte Patienten sind mangelernährt

Frage: Die zweite DGE-Regel heißt »Weniger Fett«. Ist es wirklich so, wie man immer wieder hört: Fett macht fett?

Schlierf: Eine Ernährung mit viel Fett macht mindestens zwei Probleme: Zum einen liefert Fett pro Gramm mehr als doppelt soviel Kalorien (also Energie) wie Eiweiß oder Kohlenhydrate (Stärke oder Zucker), zum anderen liefert Fett oft sog. leere Kalorien. Das besagt, daß fettreiche Lebensmittel außer dem Fett oft keine weiteren Nährstoffe mitbringen, so daß der Energiebedarf schon gedeckt ist, bevor der

Fett ist mit zwei Problemen behaftet

Körper die notwendigen Nährstoffe erhalten hat.

Versteckte Fette in tierischen Produkten

Eine fettreiche Ernährung kann sowohl durch fettreiches Kochen und falschen Brotbelag (Butter plus Wurst) als auch durch einen hohen Konsum von Lebensmitteln mit verstecktem Fett zustandekommen. Reichlich versteckte Fette sind in vielen Fleisch- und Wurstwaren, in Vollfettkäse, Sahne und Eiern enthalten. Fettarm dagegen sind Obst, Gemüse, Brot und Getreideprodukte, Reis und Teigwaren.

Mit pflanzlichen Lebensmitteln gegen das Übergewicht

Um konkret auf Ihre Frage einzugehen: Nach neuen Forschungsergebnisse sind es in der Tat Fette, die fett machen, während eine Ernährung, bei der fettarme pflanzliche Lebensmittel dominieren, Gewichtsprobleme und ihre negativen gesundheitlichen Folgen meist gar nicht erst entstehen läßt.

Frage: Die beiden nächsten Regeln treffen Aussagen zu den Themen Salz und süß. Was ist zunächst zum Salz zu sagen?

Salz und Alkohol begünstigen den Bluthochdruck...

Schlierf: Während unser Körper mit einigen wenigen Gramm des früher als Kostbarkeit gehandelten Salzes auskommt, konsumieren wir im Mittel tagtäglich 10-15 g. Zu Buche schlägt hierbei nicht nur das in der

Küche verarbeitete oder bei Tisch nachgestreute Salz, sondern vor allem auch verstecktes Salz in verarbeiteten Lebensmitteln wie Wurst, Käse und Fertiggerichten.

...und damit den Schlaganfall

Zuviel Salz, Überernährung und Alkohol begünstigen die Entstehung des Hochdruckleidens. Ein über Jahre bestehender zu hoher Blutdruck strapaziert wiederum die Blutgefäße und Organe und ist die wichtigste Ursache für den Schlaganfall oder chronische Herzkrankheiten im Alter. Geschmack sollte durch gutes Würzen, nicht durch starkes Salzen entstehen.

Frage: Und wie steht es andererseits um Risiko und Nutzen des Süßen?

Süße Kalorien sind ohne Nährwert

Schlierf: Auch Zucker im Übermaß bedeutet – wir sprachen es beim Fett schon einmal an – viele leere Kalorien. Zucker enthält nur Kohlenhydrate, die zugegebenermaßen oft sehr wohlschmeckend sind, aber sonst keinerlei Nährstoffe. Unser Körper kann in seinem Stoffwechsel zwar Zucker produzieren, aber keine der lebensnotwendigen Vitamine, Mineralstoffe und Spurenelemente, an denen es leicht mangelt, wenn zuviel Zucker konsumiert wird. Das betrifft keineswegs nur feste Speisen, sondern ganz besonders auch süße Erfrischungsgetränke.

Zucker greift die Zähne an

Zucker ist außerdem wesentliche Mitursache chronischer Zahnkrankheiten, vor allem der Karies. Und dabei brauchen wir bei unserer heute so hohen Lebenserwartung gute Zähne deutlich länger als unsere Vorfahren.

Frage: Damit haben wir die ersten 4 Regeln der DGE besprochen. Wie geht es weiter?

Pflanzliche Lebensmittel...

Schlierf: Ich denke, wir können die Regeln 5, 6 und 7 zusammen besprechen. Sie lauten: »Mehr Vollkornprodukte«, »Reichlich Gemüse und Obst« und »Wenig tierisches Eiweiß«. Diese drei Regeln sollen unsere Aufmerksamkeit auf die Bedeutung der pflanzlichen Lebensmittel richten. Sie sind meistens nährstoffreich und energiearm, enthalten kein Cholesterin und wenig Fett, das den Cholesterinspiegel im Blut ansteigen läßt. Außerdem bringen pflanzliche Lebensmittel dem Körper sog. Ballaststoffe, die u.a. die Darmfunktion regulieren.

...liefern Ballaststoffe für die Verdauung...

Eine besondere Rolle scheinen Inhaltsstoffe pflanzlicher Lebensmittel bei der Vorbeugung von verschiedenen Krebserkrankungen zu

...und beugen dem Krebs vor

spielen. Obst und Gemüse, die Vitamin C und Carotin enthalten, wird von Fachleuten eine Schutzfunktion bezüglich dieser bösartigen Krankheiten zugeschrieben. Auch einer Veranlagung zu Gefäßerkrankungen könnte durch eine entsprechende Ernährung bzw. Ernährungsumstellung entgegengewirkt werden.

Frage: Regel Nr. 8 lautet »Trinken mit Verstand«. Was verbirgt sich dahinter?

Der Körper braucht Wasser, aber keinen Alkohol

Schlierf: Unser Körper braucht ausreichend Flüssigkeit, aber keinen einzigen Tropfen Alkohol. Während die Energievorräte bei normaler Ernährung einige Wochen und bei Übergewicht sogar Monate reichen können, kommt es bereits nach wenigen Tagen ohne Flüssigkeit zu schweren Gesundheitsstörungen. Kinder sind durch ihr intensives Durstgefühl vor Flüssigkeitsmangel geschützt. Wenn sie schwitzen, trinken sie in des Wortes wahrer Bedeutung nach Herzenslust. Erwachsene dagegen müssen sich oft bewußt um ausreichende Flüssigkeitszufuhr kümmern; im hohen Alter ist Austrocknung ein häufiger und schwerwiegender Befund.

Alte Menschen trocknen oft aus

Öfters kleinere Mahlzeiten

Langes Kochen zerstört Nährstoffe

Der Mensch ist, was und wie er ißt

Frage: Damit fehlen jetzt nur noch zwei Regeln...

Schlierf: ..., welche die Häufigkeiten der Nahrungszufuhr und die Zubereitung der Speisen betreffen. Öfters kleinere Mahlzeiten – so Regel Nr. 9 – helfen, den Appetit im Zaum zu halten. Außerdem werden auf diese Weise Körper und Geist leistungsfähiger gehalten, denn ein voller Bauch studiert nicht nur ungern, er blockiert auch unnötig Kräfte, die für körperliche Arbeit notwendig sind. Andererseits schadet es normalerweise nicht, mal eine Mahlzeit ausfallen zu lassen.

Die 10. Regel schließlich mahnt zur nährstoffschonenden Zubereitung. Die beste Lebensmittelwahl nützt wenig, wenn falsche Zubereitung die Nährstoffe auslaugt und Vitamine vernichtet. Langes Kochen und Warmhalten sind hier die typischen Fehler. Die meisten Nährstoffe finden sich in roh verzehrten Lebensmitteln.

So verstanden, ist der Mensch, was und wie er ißt. Richtiges Essen und Trinken hält in der Tat Leib und Seele zusammen und hilft, bei guter Gesundheit alt zu werden.

Frage: Wissen Sie, wie sich das Ernährungsverhalten von Patienten entwickelt, die zunächst zwar intensiv geschult werden, sich dann jedoch selbst überlassen bleiben?

Schlierf: Richtiges Essen muß dauernd geübt und unterstützt werden. Wir haben in den letzten Jahren in Zusammenarbeit mit der Universität Heidelberg untersucht, ob und wie Durchblutungsstörungen am Herzen durch eine vernünftige Ernährung im Verein mit körperlicher Aktivität gebessert werden können. Patienten mit entsprechenden Fettstoffwechselstörungen und daraus resultierenden Herzkrankheiten wurden während des Klinikaufenthalts hinsichtlich einer fettarmen, vollwertigen Ernährung geschult, wobei Ehefrauen und andere Köchinnen mit einbezogen wurden. Nach der Krankenhausentlassung wurden die Essensgewohnheiten Woche für Woche angesprochen.

Richtiges Essen muß geübt werden

Diese Betreuung führte dazu, daß Übergewicht und Cholesterinspiegel deutlich zurückgingen und die Blutversorgung des Herzens nach einem Jahr wesentlich gebessert war. Dann lockerten wir, und vor allem die Patienten die Zügel – mit einer ausgesprochen unguten Konsequenz: Trotz des guten Wissens über richtiges Essen und Trinken

Mit den alten Gewohnheiten kehren auch die Risikofaktoren zurück griffen wieder die alten Gewohnheiten und prompt kletterten die Blutfettwerte auf das alte Niveau.

Was Hänschen nicht lernt...

Ganz sicher ist es leichter, von Kind an richtig zu essen. Was Hänschen nicht lernt, kann zwar auch der Hans noch lernen, aber er tut sich offensichtlich schwer dabei!

Frage: Sie haben einen Aspekt schon kurz angesprochen, den wir gern noch etwas vertiefen würden. Eine in jüngeren und mittleren Jahren sehr häufige Form der falschen Ernährung ist die Überernährung. Betrachtet man Seniorinnen und Senioren ganz allgemein oder insbesondere die Patienten hier in Ihrer geriatrischen Klinik, dann drängt sich geradezu die Frage auf, ob die Überernährung im höheren Lebensalter noch dieselbe Rolle spielt oder sich gar ins Gegenteil umkehrt?

Senioren erschreckend oft unterernährt

Schlierf: Da schildern Sie eine sehr richtige und zugleich sehr wichtige Beobachtung: Bei hochbetagten Patienten finden sich mit erschreckender Häufigkeit klinische und subklinische Formen der Mangelernährung...

Frage: ...hierzu gleich eine Zwischenfrage. Besteht eine Verbindung zu dem sich im höheren Lebensalter stärker ausprägenden Geiz?

Schlierf: Für die Unterernährung im Alter sind finanzielle Gründe sicherlich in manchen Fällen mitverantwortlich, die Hauptursachen jedoch liegen woanders. Oft stehen ungünstige Lebensumstände einer ausgeglichenen Ernährung im Wege. Zahlreiche körperliche, psychische, geistige und soziale Veränderungen wirken sich zum Teil über die eingeschränkte Fähigkeit einzukaufen, das Essen zuzubereiten, zu kauen und zu schlucken sowie über einen verminderten Appetit auf die Nährstoffzufuhr und damit den Ernährungszustand unserer Hochbetagten aus.

Die Finanzen sind nicht die Hauptursache

Frage: Gibt es so etwas wie Risikofaktoren für Mangelernährung?

Schlierf: Durchaus. Einzelne Faktoren – dazu zählen beispielsweise Kau- und Schluckstörungen, Bettlägrigkeit oder geistige Verwirrtheit – wurden in verschiedenen Untersuchungen besonders häufig im Zusammenhang mit Unterernährung beobachtet und werden daher auch als Risikofaktoren für Mangelernährung im Alter bezeichnet.

Kau- und Schluckbeschwerden sind Risikofaktoren

Frage: Gibt es bezüglich ihrer Häufigkeit oder Wichtigkeit eine Rangliste der Risikofaktoren?

Wer ist besonders gefährdet?

Schlierf: Diese Frage kann ich mit den Ergebnissen einer eigenen Untersuchung unserer Klinik beantworten. Im Rahmen der Bethanien-Ernährungsstudie haben wir 300 über 75jährige Patienten bei Aufnahme in unsere geriatrische Klinik und im Vergleich dazu 50 gesunde, selbständig im Altenheim lebende Seniorinnen der gleichen Altersgruppe untersucht und dabei Einflußfaktoren auf den Ernährungszustand aus allen Lebensbereichen erfaßt sowie den Ernährungszustand mit Hilfe klinischer, anthropometrischer, biochemischer und immunologischer Methoden charakterisiert.

Kranke Alte sind besonders schlimm dran

Um gleich zu den Ergebnissen zu kommen: Man muß bezüglich der Häufigkeit und damit der Wichtigkeit der einzelnen Risikofaktoren für Mangelernährung zwischen kranken und gesunden Hochbetagten unterscheiden. Nahezu die Hälfte der von uns untersuchten Klinikpatienten waren von körperlichen Beeinträchtigungen wie Kaubeschwerden, eingeschränkter Beweglichkeit oder Schwierigkeiten beim Schneiden betroffen; etwa je ein Viertel berichtete über schlechten Appetit, einsame Wohnsituation oder ein belastendes Lebensereignis in der der Klinikeinweisung unmittelbar vorausgegangenen Zeit.

Andere Gewichtung bei gesunden Hochbetagten

Auch die von uns untersuchten gesunden Hochbetagten wiesen Risikofaktoren auf, jedoch deutlich seltener. Mit 34% am häufigsten wurde über ein einschneidendes Lebensereignis berichtet, am zweit- und dritthäufigsten waren mit nur noch 20 bzw. 16% Kauprobleme bzw. Schwierigkeiten beim Schneiden. Nur 4% der gesunden Seniorinnen waren von mehr als 3 Risikofaktoren gleichzeitig betroffen, bei den Patientinnen betrug dieser Anteil immerhin 34%.

Frage: Wie häufig ist Mangelernährung in der von Ihnen untersuchten Altersgruppe?

Bei zwei von drei Alten fehlt es an Vitaminen

Schlierf: 22% der stationär aufgenommenen Hochbetagten waren vom äußeren Aspekt her unterernährt. Eine Auswertung bezüglich der Versorgung mit Vitaminen zeigte, daß nur bei einem Drittel aller Patientinnen alle Werte im Normbereich lagen, während bei zwei Dritteln mindestens einer von fünf untersuchten Vitaminwerten unbefriedigend war. Am häufigsten kommt eine Mangelversorgung mit den Vitaminen A und C vor.

Frage: Wie hängen Gesundheitszustand und Ernährungszustand zusammen?

Unterernährung und Krankheit beeinflussen sich im Sinne eines Teufelskreises

Schlierf: Die Häufigkeit der Mangelernährung zeigt deutliche Beziehungen zu den genannten Risikofaktoren und steht in Beziehung zur Schwere der jeweils vorliegenden Grundkrankheit, allerdings nicht zur Art der Erkrankung. Unterernährung und Krankheit beeinflussen sich dabei gegenseitig im Sinne eines Teufelskreises. Chronische und akute Krankheiten zusammen mit hohem Medikamentenkonsum beeinträchtigen Appetit und Nährstoffverwertung, daraus resultiert eine Verschlechterung des Ernährungszustandes. Umgekehrt ist der Ernährungszustand nicht ohne Einfluß auf den Krankheitsverlauf.

Nährstoffdefizite behindern die Genesung

Es besteht überhaupt kein Zweifel daran, daß Nährstoffdefizite die Genesung nachteilig beeinflussen. Ein schlechter Ernährungszustand führt früher oder später zu gesundheitlichen Beeinträchtigungen. Erhöhte Infektionsanfälligkeit, schlechtere Wundheilung, erhöhtes Risiko für Wundliegen, Stürze und

Knochenbrüche sind weitere Folgen. Bei nahezu allen Erkrankungen haben unterernährte Patienten eine schlechtere Prognose. In unserer Bethanien-Ernährungsstudie waren nach andertalb Jahren prozentual doppelt so viele unterernährte Patienten gestorben wie Studienteilnehmer ohne Anzeichen einer Mangelernährung.

Unterernährte Patienten sterben früher

Frage: Wie interpretieren Sie die in Ihrer Studie aufgezeigten Zusammenhänge?

Schlierf: Wenn ich die bei gesunden und kranken Hochbetagten erhobenen Daten in einer Gesamtschau betrachte, dann stelle ich fest, daß Unterernährung im Zusammenhang mit Risikofaktoren und Krankheiten alarmierend häufig ist. Dagegen sind sowohl Risikofaktoren als auch eine faktisch unbefriedigende Ernährungssituation bei Gesunden derselben Altersgruppe weitaus seltener. Daraus folgere ich, daß Mangel- und Unterernährung keine unabwendbare Folge des hohen Alters und somit auch im höheren und hohen Alter beeinflußbar sind.

Alarmierende Häufigkeit...

...die nicht sein muß

Frage: Was ist konkret gegen die Unterernährung zu tun?

Zusatznahrung und intensives Bemühen

Schlierf: Wie ich schon sagte, läßt sich Mangelernährung bei entsprechenden Bemühungen auch bei Hochbetagten beeinflussen. In einer eigenen Untersuchung haben wir festgestellt, daß das Angebot einer nährstoffreichen Zusatznahrung im Zusammenwirken mit intensiven Bemühungen um eine bedarfsgerechte Ernährung in der Klinik zu einer deutlich verbesserten Nährstoffversorgung führt. Dabei konnte die Energiezufuhr im Mittel um 22, die Eiweißzufuhr um 39% gesteigert werden. Bei Calcium, Magnesium und Vitamin B_6 lag die Steigerungsrate durch ein Nahrungsergänzungs-Präparat gar bei 80%.

Frage: Ein besonderes Thema sind ja die Trinkgewohnheiten im Alter. Wie wahr ist die immer wieder aufgestellte Behauptung, der Mensch brauche im Alter nicht nur weniger Schlaf, sondern auch weniger Flüssigkeit?

Beim Trinken klafft zwischen Soll und Ist eine große Lücke

Schlierf: Der tägliche Flüssigkeitsbedarf des gesunden Erwachsenen unterscheidet sich nicht von dem des Hochbetagten und beträgt etwa 2 bis 2,5 Liter, wobei durch Getränke ein Anteil von 1,5 bis 2 Litern gedeckt werden sollte. Wenn ich noch einmal auf unsere Bethanien-Ernährungsstudie zurückkommen darf, so besteht zwischen diesem Bedarf und der Realität ein erheblicher Unterschied. Fast die Hälfte der von uns untersuchten Patienten bot bei der stationären Aufnahme das klinische Bild der Austrocknung, begleitet von Antriebslosigkeit und verminderter Leistungsfähigkeit, Desorientiertheit und Verwirrtheitszuständen. Verstopfung und veränderte Medikamentenwirkung sind weitere Folgen. Bei länger anhaltendem Flüssigkeitsmangel besteht die Gefahr des Kreislauf- und Nierenversagens.

Austrocknung mit fatalen Folgen

Frage: Im Alter gilt es also nicht, auf seinen Körper zu hören und beispielsweise nur dann zu essen und zu trinken, wenn Hunger und Durst entsprechende Signale senden?

Schlierf: Im Alter läßt das Durstempfinden nach und der Organismus wird anfällliger für Störungen im Wasserhaushalt. Es muß – um es unmißverständlich zu sagen – im Alter eine regelmäßig ausreichende Flüssigkeitszufuhr gesichert sein und zur üblichen Gewohnheit werden, auch wenn dies dem fehlenden Durstgefühl zu widersprechen scheint. Die selbständig lebenden

Trinken, auch wenn der Durst fehlt...

...ist ein wertvoller Beitrag zur Gesundheit

Seniorinnen und Senioren müssen für diese ausreichende Flüssigkeitszufuhr selbst sorgen, bei stationären Patientinnen und Patienten oder Pflegebedürftigen ist dies Aufgabe der Angehörigen bzw. des ärztlichen und Pflege-Personals. Eine täglich ausreichende Trinkmenge ist ein einfacher und nicht zu unterschätzender Beitrag zur Gesundheit und zum Wohlbefinden alter und sehr alter Menschen.

Frage: Sind der im Alter nachlassende Appetit und Durst sozusagen eine Fehlkonstruktion des menschlichen Organismus oder erfüllen sie im Hinblick auf den näher kommenden Tod eine Funktion?

Man darf nicht tatenlos zusehen

Schlierf: Möglicherweise ist der Mensch so angelegt, daß er im hohen Alter sozusagen von sich aus erlischt, wenn nicht Krankheiten dem Leben ein vorzeitiges Ende setzen. Aber das ist eine sehr philosophische Betrachtungsweise. Medizinisches und humanes Handeln jedoch verbieten es in meinem Verständnis, tatenlos zuzusehen, wie ein alter Mensch austrocknet und an den Folgen der Austrocknung stirbt.

Hans Ditschuneit

Der dicke Bauch ist allen Übels Anfang

Hans
Ditschuneit,
Ulm

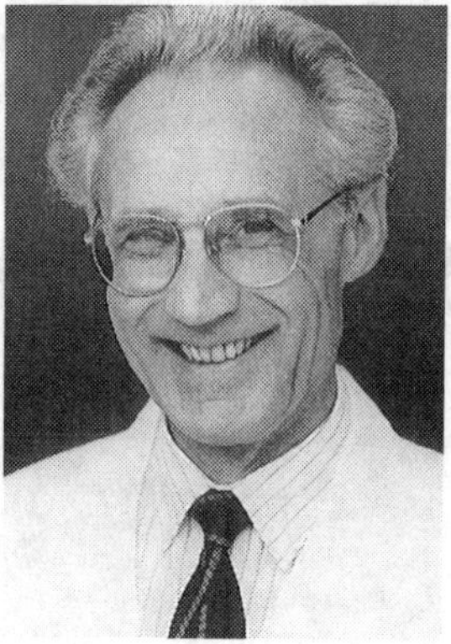

Professor Dr. med. Hans Ditschuneit, gebürtiger Ostpreuße, hat in Frankfurt/Main Physik, Mathematik und Medizin studiert und sich dort 1964 zu einem Stoffwechselthema habilitiert. Nach einem Studienaufenthalt in den USA wurde er 1967 zum Geschäftsführenden Oberarzt und 1969 zum Ärztlichen Direktor und Ordinarius für Innere Medizin der Universität Ulm berufen. Der 1992 emeritierte Wissenschaftler hat Präsidiumsfunktionen in zahlreichen in- und ausländischen Fachgesellschaften bekleidet, u.a. von 1985 bis heute das Amt des Präsidenten der Deutschen Gesellschaft für Adipositasforschung.

Frage: Welche Rolle spielt das Übergewicht im Konzert der Risikofaktoren für Atherosklerose und ihre Folgekrankheiten?

Ditschuneit: Die Übergewichtigkeit an sich ist kein Risikofaktor, aber sie führt zu Risikofaktoren, ist Basis all der Erkrankungen wie Fettstoffwechselstörungen, Bluthochdruck, Zuckerkrankheit, Gicht und letzten Endes Atherosklerose. Alle genannten Risikofaktoren münden in die Atherosklerose, deren Manifestationen hinreichend bekannt sind: Koronare Herzkrankheit, Herzinfarkt, Plötzlicher Herztod, Schlaganfall, Raucherbein.

Übergewicht ist Basis vieler Erkrankungen

Allen genannten, auf der Basis des Übergewichts entstehenden Risikofaktoren bzw. Erkrankungen liegt nicht irgendein besonderes Gen zugrunde, das man hat oder nicht hat – vielmehr handelt es sich hier um Störungen, ich meine es sind Dekompensationen infolge der veränderten Umwelt.

Keine ererbten Leiden

Frage: Was verstehen Sie in diesem Zusammenhang unter veränderter Umwelt?

Ditschuneit: In unserer Gesellschaft wird körperliche Arbeit immer mehr zurückgedrängt, gleichzeitig animieren Wohlstand und fast

Die Energiebilanz ist aus dem Gleichgewicht geraten

unbegrenzte Verfügbarkeit des weltweiten Lebensmittelangebots zu vermehrtem Essen. Die derart aus dem Gleichgewicht geratene Energiebilanz führt zum Übergewicht, in dessen Gefolge sich die genannten Störungen entwickeln, die in fast allen Fällen heilbar sind. Der Typ-II-Diabetes (also die ernährungsabhängige Variante der Zuckerkrankheit), die Hypertonie (der zu hohe Blutdruck) und die Hyperlipidämie (erhöhte Blutfettwerte) verschwinden, wenn Sie das Übergewicht erfolgreich behandeln, d. h. zum Verschwinden bringen.

Frage: Ab welchem Grad des Übergewichts wird das Risiko besonders groß, eine der genannten Erkrankungen zu erleiden?

Der Typ der Fettleibigkeit ist wichtiger als ihre Ausprägung

Ditschuneit: Es ist gar nicht so sehr wichtig, wie ausgeprägt das Übergewicht ist. Auch die verschiedenen Meßlatten, die immer wieder ins Feld geführt werden – seien es nun Begriffe wie Normal- oder Idealgewicht, Broca-Index oder body-mass-index (BMI) – sind nicht die entscheidenden Maßstäbe, denn die Gefahr geht von der dem Übergewicht zugrundeliegenden Fettleibigkeit (auch Fettsucht genannt) aus, deren Typ viel wichtiger ist als der

Grad ihrer Ausprägung. Das für alle genannten Krankheiten entscheidende Fett sitzt im Bauchraum – nicht nur im Unterhautgewebe, sondern vielmehr im gesamten Abdomen.

Das Verhältnis von Taille zu Hüfte...

Will man die Fettsucht als Risikofaktor bewerten, ist das sehr einfach durch den Quotienten aus Taillen- und Hüftumfang zu realisieren. Für Frauen gilt als Normalbereich ein Wert unter 0,8, für Männer unter 1,0. Auf gut Deutsch: Gefährdet sind die Menschen – meist sind es Männer – mit dickem Bauch und schlank gebliebenen Hüften.

Frage: Heißt das, um ganz sicher zu gehen und Mißverständnisse auszuschalten, daß Männer ohne Bauch mit starken Hüften oder Frauen, die dem typischen Frauenbild entsprechen (deutliche Hüften bei schlanker Taille), ohne Risiko sind?

...entscheidet über das Risiko

Ditschuneit: Kein Risiko – das wäre mir eine zu absolute Einstufung, die zwischen Schwarz und Weiß keine Grautöne zuläßt. Die von Ihnen gerade beschriebenen Menschen haben, daran gibt es überhaupt keinen Zweifel, ein deutlich geringeres Risiko als Menschen mit einer Fettsucht vom androiden Typ.

Dicke vom androiden und vom gynoiden Fettsuchttyp

Dieser Fettsuchttyp liegt vor, wenn die genannten Normalwerte aus Taillenumfang geteilt durch Hüftumfang überschritten werden. Unterschreiten Übergewichtige diese Werte, sprechen wir vom gynoiden Fettsuchttyp, der wesentlich geringer gefährdet ist, eine der genannten Erkrankungen oder gar die gesamte Palette des metabolischen Syndroms zu entwickeln.

Frage: Welches Krankheitenbündel wird unter dem Begriff des metabolischen Syndroms zusammengefaßt?

Metabolisches Syndrom...

Ditschuneit: Dazu zählen der Diabetes mellitus vom Typ II, die Hyperlipidämie, die Hyperinsulinämie, die Atherosklerose mit ihren Manifestationen koronare Herzkrankheit und Schlaganfall, der Bluthochdruck, die Hyperurikämie, das Gallensteinleiden und bestimmte Krebsarten (Dickdarm, Mastdarm, Gebärmutter, Brust).

Frage: Aber all diese Erkrankungen sind doch keine neuen Krankheitsbilder, die hat's doch schon immer gegeben...

Ditschuneit: ...die Häufigkeit dieser

Erkrankungen hat ganz enorm zugenommen. Ich selbst habe für die Universitätsklinik Ulm und ein kleines Krankenhaus bei Ulm den Wandel des internistischen Krankenguts untersucht, der sich in den letzten 20 Jahren vollzogen hat. Zwei Ergebnisse sind dabei von besonderem Interesse: Erstens sind die Patienten, die heute in den Krankenhäusern liegen, im Durchschnitt 10 Jahre älter als die Patienten, die vor 20 Jahren stationär aufgenommen wurden. Und zweitens hat sich das Krankheitsspektrum drastisch in Richtung Herz-Kreislauf-Erkrankungen verschoben.

...hat enorm zugenommen

Etwa die Hälfte der Patienten, die heute aus internistischen Gründen stationär aufgenommen werden, leiden an irgendeiner Erkrankung des Herz-Kreislaufsystems; vor 20 Jahren waren es gut ein Drittel weniger.

Immer mehr Herz-Kreislauf-Patienten

Frage: Erklärt das höhere Durchschnittsalter das derart geänderte Spektrum?

Ditschuneit: Bei weitem nicht! Die ganz entscheidende Rolle spielt die Zunahme der Übergewichtigkeit in den letzten 20 Jahren, die ganz einfach aus der Energiebilanz zu erklären ist: Die körperliche Arbeit – also der Energieverbrauch – hat abge-

Wir arbeiten weniger und essen mehr

nommen, gleichzeitig hat die Energiezufuhr in Form von gutem und reichlichem Essen zugenommen.

Frage: Wenn denn der Fettbauch unserer Gesellschaft für deren Krankheitsspektrum verantwortlich ist, sollten wir ihn uns näher ansehen. Können Sie möglichst anschaulich schildern, was bei Überernährung passiert?

Die Fettdepots schwellen an

Ditschuneit: Eine den Bedarf überschreitende Nahrungsmittelzufuhr führt zur Vergrößerung der Fettdepots. Der Körpergewichtsanstieg bei positiver Energiebilanz besteht zu 75% aus Fett und zu 25% aus fettfreier Körpermasse, vorwiegend Wasser und ein bißchen Eiweiß. Ziel einer Behandlung der Fettsucht ist der Abbau des Übergewichts in der entsprechenden qualitativen Zusammensetzung.

Frage: Kommt es bei einer Differenzierung des Übergewichts nicht darauf an, wie das Überangebot an Nahrungsmitteln qualitativ zusammengesetzt ist? Ist es gleichgültig, ob jemand dick wird, weil er zu viel Brot ißt oder zuviel fettes Fleisch?

Ditschuneit: Unseren Bauch bekommen wir einzig und allein, weil wir falsch essen, indem wir zuviel Fett essen. Unser Organismus ist so eingestellt, daß er die Kohlenhydratreserve, bestehend aus Glykogen und ein bißchen Blutzucker (Glukose), mit 200-250 Gramm recht konstant hält. Werden dem Körper vermehrt Kohlenhydrate angeboten, vergrößert er nicht etwa die Glykogenspeicher, sondern er verbrennt die Kohlenhydrate. Auch die Eiweißreserven in Form von Muskeln sind mit durchschnittlich 4 Kilogramm relativ konstant. Muskeln kann man sich bekanntlich nicht anessen, sondern nur durch Training vergrößern. Wenn Sie besonders eiweißreich essen, wird das Eiweiß nicht abgelagert, sondern verbrannt oder in Fett verwandelt.

Wir essen zu fett

Kohlenhydrate und Eiweiß werden verbrannt...

Ganz anders der Prozeß beim Fett. Ißt man fettreich, dann wird das Fett gespeichert; Fettdepots entstehen oder vergrößern sich. Unterm Strich bleibt eine ganz simple Botschaft: Allein Fett macht fett.

...Fett wird gespeichert

Frage: Wenn ein Überangebot an Fett einfach nur in Depots gespeichert wird, dann stellt das ja eigentlich noch kein Risiko dar. Hat das zu fette Essen also noch weitere

Auswirkungen auf den menschlichen Stoffwechsel?

Wege des Fettstoffwechsels

Ditschuneit: Wir müssen jetzt ein bißchen mehr in Details steigen, weil der Stoffwechsel nun einmal ein sehr komplexes und differenziertes Geschehen ist. Das Fett wird in Fettzellen gespeichert, bleibt dort aber, wie Sie völlig richtig vermutet haben, nicht liegen, sondern wird kräftig mobilisiert. Der Stoffwechsel holt sich innerhalb von 24 Stunden bis zu 300 Gramm Fettsäuren aus den Fettzellen. Ein kleiner Teil davon wird verbrannt, der größere Teil gelangt in die Leber und wird dort zu Triglyceriden umgebaut. Diese Triglyceride bleiben eine Weile in der Leber (deswegen haben fast alle Dicken auch eine Fettleber) und werden dann als triglyceridreiche Partikel wieder ins Blut ausgeschleust.

Unterschied zwischen Schlanken und Dicken

Wenn Sie einem Schlanken im Rahmen eines Belastungstests 100 Gramm Fett geben, dann passiert im Blut überhaupt nichts, das Fett verschwindet restlos im physiologischen Stoffwechsel. Geben Sie dagegen einem Dicken 100 Gramm Fett, schnellen dessen Blutfette deutlich in die Höhe und verbleiben mehrere Stunden lang auf einem hohen Niveau.

Deswegen sprechen die Amerikaner – was nach meinem Verständnis sehr zutreffend ist – vom Fettüberladungssyndrom. Diese triglyceridreichen Partikel, auch Präbetalipoproteine genannt, die im Blut zirkulieren und nicht abgebaut werden können, die wir als erhöhten Triglyceridspiegel messen und in dessen Gefolge auch der Cholesterinspiegel ansteigt, sind nach weitgehend übereinstimmender Ansicht sehr atherogen, d. h. sie sind entscheidend an der Entstehung sowie an der Verstärkung einer Atherosklerose beteiligt.

Fettüberladung...

Mit Fetten überernährte Menschen haben also einen ununterbrochenen erhöhten Umsatz an Fettsäuren. Wird diesem bereits auf Hochtouren laufenden Prozeß, für den es auch während der Nacht keine Erholung mehr gibt, immer noch mehr Fett angeboten, kommt es zur Fettüberladung und das ganze System dekompensiert. Die Folgen dieser Dekompensation sind die schon mehrfach genannten Erkrankungen aus dem Bündel des metabolischen Syndroms.

...führt zur Atherosklerose

Frage: Wie kann man sich den Weg von dieser Fettüberladung hin zum Bluthochdruck oder zum Diabetes vorstellen, um nur zwei Beispiele herauszugreifen?

Blutzucker und Blutdruck schnellen in die Höhe

Ditschuneit: Bei einer Fettüberladung in einem dekompensierten System decken die Fettsäuren alles ab, die Glukose beispielsweise kommt gar nicht mehr zu ihrem physiologischen Einsatz. Ißt ein solcher dekompensierter Dicker jetzt Kohlenhydrate, schnellt sein Blutzucker in die Höhe, was eine vermehrte Insulinanforderung zur Folge hat. Hohe Blutfette führen also zur gestörten Glukosetoleranz und das hohe Insulin hat unter anderem eine Natriumretention und damit einen Anstieg des Blutdrucks im Gefolge.

Macht Süßes nicht dick?

Frage: Nun gibt es Dicke, die schwören heilige Eide, sehr zurückhaltend beim Fett zu sein, aber eine Leidenschaft für Süßes zu haben. Sie haben aber gerade gesagt, Kohlenhydrate würden nicht dick machen. Wie ist dieser scheinbare Widerspruch aufzuklären?

Ditschuneit: Der ist ganz einfach aufzuklären. Ich wiederhole ausdrücklich noch einmal: Sie können kaum so viel Kohlenhydrate essen, daß Sie davon dick werden. Bei den Pralinen und der Schokolade und dem Kuchen ist es nicht der

Zucker, der dick macht, sondern überwiegend das Fett. Die meisten Menschen ahnen gar nicht, worin sich überall Fett versteckt. Nehmen Sie allein das so harmlos wirkende Gebäck hier bei uns auf dem Tisch: Das schmeckt doch nur deshalb so gut, weil darin viel Fett enthalten ist. Fett ist der entscheidende Aroma- und Geschmacksträger, das ist ja das Verhängnisvolle.

Das Fett macht den guten Geschmack

Frage: Und warum verträgt der eine Mensch gutes und reichliches Essen besser als ein anderer?

Ditschuneit: Einer ist klein, ein anderer ist groß; einer ist blond, ein anderer rothaarig. Wir sind Individuen mit individuellen Ausstattungen. Und so hat auch nicht jeder den gleichen Stoffwechsel. Es gibt Menschen, die haben relativ große Kompensationsmöglichkeiten; die können sich 20 oder 30 Jahre lang falsch ernähren, ehe z. B. ein Diabetes auftritt. Bei anderen passiert das schon in sehr viel kürzerer Zeit.

Auf die Kompensationsreserve kommt es an

Frage: Wenn aber ein Individuum mit nicht so üppigen Kompensationsreserven ausgestattet ist, besteht dann ein erhöhtes Risiko, daß es nicht nur zu einer, sondern gleichzeitig zu mehreren Stoffwechselstörungen im Sinne des metabolischen Syndroms kommt?

Oft bündeln sich die Erkrankungen

Ditschuneit: Exakt so verhält es sich. Ein Typ-II-Diabetes ohne Hypertonie ist ausgesprochen selten. Auch Hypertonie ohne gestörte Glukosetoleranz ist selten. Und fast immer sind diese Krankheitsbilder mit erhöhten Blutfetten vergesellschaftet, auf deren Basis sie sich ja erst entwickeln.

Frage: Es hat Versuche gegeben, den Begriff »Syndrom X« zu etablieren. Was verbirgt sich dahinter?

Das Syndrom X...

Ditschuneit: Mit Syndrom X soll im wesentlichen dasselbe beschrieben werden wie mit dem Begriff des metabolischen Syndroms, nämlich die Kombination aller atherosklerotischen Spätfolgen. Dabei wird allerdings immer nach einer genetischen Determinante gesucht, die dafür verantwortlich zu machen wäre, daß der eine an diesem Syndrom erkrankt und der andere nicht. Diesen genetischen Defekt – behaupte ich – wird nie jemand finden, denn hier haben wir es schlicht mit einer Dekompensation zu tun, mit einem nicht mehr funktionierenden Leistungsausgleich zwischen den Organen durch falsche Ernährung in Form des zu fetten Essens.

...hat keine genetische Ursache

Frage: Wenn man Ihre Argumentation etwas ketzerisch in die Praxis überträgt, wäre es dann für Typ-II-Diabetiker nicht wichtiger, Kalorien statt Broteinheiten zu zählen?

Kalorien oder BE zählen?

Ditschuneit: Ich sehe darin nichts Ketzerisches. Ich behaupte seit Jahren, daß es im Grunde für Typ-II-Diabetiker völlig egal ist, was sie essen, solange sie weniger essen und dadurch abnehmen, denn dann haben sie auch keinen Diabetes mehr.

Die Menge macht's

Frage: Jetzt sollten wir unserem Gespräch aber langsam eine positive Wende geben und darüber sprechen, wie ein Dicker abnehmen und damit eine Menge seiner gesundheitlichen Probleme lösen kann. Der schnellste Gewichtsabfall wird ja sicher mit einer totalen Unterbrechung der Energiezufuhr erreicht, mit der sog. Null-Diät. Ist dieser schnelle Weg zugleich auch der richtige?

Ist schnelles Abnehmen sinnvoll?

Ditschuneit: Angefuttertes Übergewicht – wir sprachen eingangs schon darüber – setzt sich zu 75 % aus Fett und zu 25 % aus fettfreier Körpermasse zusammen. Ziel des Abspeckens – auch davon war schon die Rede – ist der Abbau des Übergewichts in der entsprechenden qualitativen Zusammen-

Zu geringer Fettverlust beim Null-Fasten

setzung. Null-Diät führt zum schnellstmöglichen Gewichtsabfall, aber nicht zum gesteckten Ziel, denn beim totalen Fasten ist der Fettverlust relativ gering. Außerdem geht in unerwünschter Weise auch Protein verloren. Durch Modifikation des Fastens (man spricht auch vom modifizierten Fasten) ist der Fettanteil am Gewichtsabbau zu steigern. Da ein Proteinverlust um 30-50% des Bestandes eine lebensgefährliche Grenze markiert, die bei totalem Fasten sehr oft vor Erreichen des gewünschten Fettverlustes erreicht wird, sind die ersten Vorschläge zum modifizierten Fasten schon vor mehr als 100 Jahren publiziert worden.

Ganz ohne Eiweiß geht es nicht

Unsere eigenen Bilanzstudien haben ergeben, daß schon geringe Mengen (täglich 35-50 Gramm) von biologisch hochwertigem Eiweiß (z. B. Hühner-Eiklar oder Molke-Eiweiß) zusammen mit 25-45 Gramm Kohlenhydraten einen maximalen Wert darstellen, die in jedem Fall den Eiweißbestand sichern – also die Muskulatur erhalten –, wobei bei langen Behandlungsperioden eine ausreichende Zufuhr von Vitaminen, Mineralien, Spurenelementen und Linolsäure sicherzustellen ist und die Trinkmenge mindesten drei Liter pro Tag betragen muß.

Frage: Wie ist ein solches Konzept in die Praxis umzusetzen?

Formula-Diäten

Ditschuneit: Auf dem Markt sind entsprechende Formula-Diäten, u.a. die von uns ursprünglich unter dem Namen »Ulmer Trunk« entwickelte Form des modifizierten Fastens. Nicht ganz einfach, aber dennoch machbar ist auch eine aus herkömmlichen Nahrungsmitteln zusammengestellte Reduktionsdiät von 450 Kalorien. Daß dieses Prinzip funktioniert, davon haben wir uns im Verlaufe der letzten Jahre durch die stationäre wie ambulante Behandlung von vielen hundert Patienten über viele Wochen und Monate (in einem extremen Fall über 13 Monate) überzeugen können.

Frage: Setzt eine solche Diät die Patienten nicht unter einen enormen Leidensdruck?

Modifiziertes Fasten ohne Hunger und Leistungseinbuße

Ditschuneit: Unter einer solchen modifizierten Fastenkur kommt es selbstverständlich anfänglich zu Hungergefühl, das jedoch nach drei Tagen verschwindet. Außerdem bleiben die physische und psychische Leistungsfähigkeit voll erhalten, so daß eine solche Form der Ernährung mit Kalorienmengen um 450 von den Patienten ohne jeden Leidensdruck eingehalten wird, wenn man von den ersten drei Tagen einmal absieht. Es kommt auch zu keinen klinisch oder laborchemisch nachweisbaren Störungen oder Mangelzuständen.

Die Nieren...

Frage: Wie verkraften die Nieren eine solche modifizierte Fastenkur?
Ditschuneit: Das ist eine sehr wichtige Frage. Beim Fasten, also beim Mobilisieren des Depotfetts, wird mehr Fett verbrannt als bei normaler Ernährung. Dadurch entstehen auch mehr Ketonkörper, die von den Nieren nicht konzentriert werden können und mit mehr Harn als üblich eliminiert werden müssen. Das heißt in der Praxis: Es müssen täglich mindestens drei, besser vier Liter getrunken werden.

...brauchen 3-4 Liter Flüssigkeit

Frage: Obgleich Sie mit Ihrem Ulmer Trunk oder anderen Variationen des modifizierten Fastens deponiertes Fett abbauen wollen, enthalten die meisten dieser Diät-Varianten dennoch Fett, wenn auch in geringen Mengen. Warum?
Ditschuneit: Es gibt mehrfach ungesättigte Fettsäuren, die deshalb als essentielle Fettsäuren bezeichnet werden, weil der Körper sie nicht selbst synthetisieren kann, aber dennoch braucht. Dazu zählt als promi-

Unverzichtbare Linolsäure...

nentester Vertreter die Linolsäure, die in vielen pflanzlichen Fetten und Ölen und den aus ihnen hergestellten Produkten reichlich enthalten ist. Von diesen mehrfach ungesättigten Fettsäuren braucht der Organismus täglich etwa 7 Gramm, die man ihm auch während einer Periode des modifizierten Fastens nicht vorenthalten sollte.

...aus pflanzlichen Fetten

Frage: In welchem Ausmaß ist beim modifizierten Fasten eine Gewichtsreduktion erreichbar?

Ditschuneit: Fettbäuchige Menschen nehmen mit dem Ulmer Trunk oder anderen Formuladiäten 350-450 Gramm täglich ab. Frauen, die um die Hüften abnehmen wollen, bringen es nur auf etwa 200 Gramm pro Tag. Das Bauchfett ist der eigentliche Energiespeicher; das Hüftfett der Frauen löst sich nur während Schwangerschaft und Stillzeit leicht. Das ist von der Natur sehr weise eingerichtet, denn so ist sichergestellt, daß Embryo oder Säugling auch dann nicht gefährdet sind, wenn die Mutter mal nichts zu essen hat.

350-450 g Gewichtsverlust pro Tag

An den Hüften sitzt das Fett fester

Frage: Wie entwickelt sich das Risiko bei einem Menschen, der irgendwann dick wird und für den

Rest seines Lebens dick bleibt, im Vergleich zu jemandem, der dick wird, sich schlank fastet, dann aber wieder zunimmt, bis er erneut abnimmt – dessen Körpergewicht also ständig zwischen schlank und fett hin- und herpendelt?

Dauernder Wechsel zwischen schlank und dick

Ditschuneit: Es gibt Rattenversuche, die den Verdacht nahegelegt haben, daß ständige Gewichtsschwankungen schädlicher sind als ein permanentes Übergewicht. Das trifft auf den Menschen nicht zu, wofür es eindrucksvolle Beweise gibt. Wir haben im deutschsprachigen Raum seit Jahrzehnten Fastenkliniken, in denen Tausende von Patienten behandelt worden sind – viele von ihnen mehrmals.

Abnehmen lohnt sich allemal

Wir selbst haben die Daten von 372 Patienten analysiert, die jeder mindestens 10 mal zum Fasten in einer Buchinger-Klink waren. Darunter gibt es Patienten, die bis zu 70 mal stationär gefastet haben. Der Mittelwert der erneuten stationären Aufnahme liegt bei 15 Monaten. Diese Gruppe hat insgesamt 32 Tonnen an Gewicht abgenommen – zwischendurch natürlich immer wieder zugenommen. In dem gesamten Kollektiv dieser über 5.700 Kuren sind 6 Personen, die einen Infarkt gehabt und überlebt haben. Das mittlere Alter dieser Patienten liegt weit über 60 Jahre. Die endgültige Auswertung der Daten steht noch aus, doch soviel läßt sich schon heute sagen: Auf jeden Fall unterscheiden sich diese Patienten hinsichtlich ihrer atherosklerotsichen Erkrankungen eher positiv von der vergleichbaren Normalbevölkerung.

Frage: Gibt es Patienten, die nach einer Diät leben oder gar fasten und dennoch nicht abnehmen?

Jeder kann abnehmen!

Ditschuneit: Wenn es solche Menschen gibt, dann habe ich bis heute keinen von ihnen kennengelernt, so daß ich behaupte: Jeder kann abnehmen!

Frage: Warum ist es für so viele Menschen so schwer, beim Essen Maß zu halten?

Wir alle träumen vom Schlaraffenland

Ditschuneit: Essen ist eine lebenserhaltende Beschäftigung. Der Nahrungstrieb ist ein lebenswichtiger Regulationsmechanismus, der – wie alles Lebenswichtige – sehr komplex funktioniert. Ich denke, daß der Traum vom Schlaraffenland, in dem nicht mehr gearbeitet, sondern nur noch gegessen und gefaulenzt wird, in jedem von uns angelegt ist. Daß wir das Schlaraffenland allerdings einmal erreichen könnten – aus medizinischer Sicht sind wir auf dem besten Weg dorthin –, das hat der liebe Gott offensichtlich nicht bedacht, als er den Menschen konzipierte. Die Abnahme der körperlichen Arbeit und die Zunahme des Essen entwickeln sich in den letzten Jahrzehnten so schnell, daß es noch Generationen dauern wird, bis die Evolution für die sich daraus ergebende Konsequenz, nämlich die Adipositas vom androiden Typ, Kompensationsmechanismen entwickelt haben wird.

Die Evolution kann nicht Schritt halten...

Frage: Und was sollen die tun, die nicht auf die Evolution warten wollen oder können?

Ditschuneit: Die müssen ihren Verstand einsetzen und erkennen, daß wir nicht so können, wie wir gern möchten, weil wir sonst frühzeitig krank werden und sterben.

...deshalb müssen wir unseren Verstand benutzen

Frage: Haben Sie zum Schluß noch eine Empfehlung für Schlanke oder ehemals Dicke, die erfolgreich abgespeckt haben, um für die Zukunft schlank zu bleiben?

Ditschuneit: Der Fettverzehr muß drastisch eingeschränkt werden, die Nahrungszufuhr sollte auf mindestens fünf Mahlzeiten täglich verteilt

Fettverzehr drastisch einschränken

werden, vermehrter Verzehr unverdaulicher löslicher Faseranteile von Haferkleie und Hülsenfrüchten und schließlich Austausch tierischer Fette mit gesättigten Fettsäuren zugunsten mehrfach ungesättigter Fettsäuren, wie sie in pflanzlichen Ölen und Fetten und den aus ihnen hergestellten Produkten vorkommen.

Pflanzenfette bevorzugen

Wilhelm Vetter

Sinken die Blutfette, normalisiert sich auch der Blutdruck

Wilhelm Vetter, Zürich

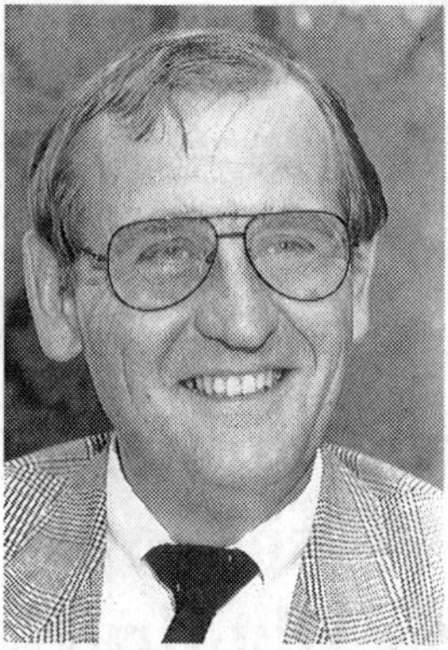

Professor Dr. med. Wilhelm Vetter, Ordinarius für Innere Medizin, ist Direktor der Medizinischen Poliklinik des Universitätsspitals in Zürich. Im Zentrum seiner Arbeit steht seit vielen Jahren die Erforschung und Behandlung des hohen Blutdrucks. Anerkennung fand er dafür unter anderem 1981, als ihm gemeinsam mit seinem Zwillingsbruder, Prof. Hans Vetter, der Wissenschaftspreis der Deutschen Liga zur Bekämpfung des hohen Blutdrucks verliehen wurde. Der seit über 20 Jahren in der Schweiz tätige Hochdruckspezialist und Chefredaktor der »Schweizerischen Rundschau für Medizin PRAXIS« ist Mitglied in zahlreichen nationalen und internationalen medizinischen Gesellschaften für Innere Medizin, Hypertonie und Endokrinologie.

Frage: Der Druck, den das Blut auf die Gefäßwände ausübt, wechselt entsprechend der Tätigkeit des Herzmuskels ständig zwischen Anspannung und Erschlaffung. Welche Bedeutung kommt dem unteren bzw. dem oberen Blutdruckwert zu?

Systolischer und/oder diastolischer Blutdruck können erhöht sein

Vetter: Der obere oder systolische Wert wird in dem Augenblick gemessen, in dem sich der Herzmuskel zusammenzieht, und der untere oder diastolische, wenn sich der Herzmuskel wieder entspannt. Man muß wissen, daß sowohl der untere oder der obere, aber auch beide Blutdruckwerte erhöht sein können. Liegt eine Hochdruck-Erkrankung vor (Hypertonie), sind meistens beide Werte erhöht. Es gibt auch spezielle Formen des Bluthochdrucks, bei denen allein der systolische Wert zu hoch ist, während der diastolische im Normbereich liegt. Diese Fälle findet man klassischerweise bei über 70jährigen Menschen. Und schließlich kennt man auch Krankheitsbilder mit einer rein diastolischen Druckerhöhung.

Frage: Welche Blutdruckwerte gelten als Grenze, oberhalb derer von einer Hypertonie zu sprechen ist und eine Behandlung erforderlich wird?

Grenzwerte

Vetter: Das kommt auf die Meßmethoden an. Wir lassen heute viele Patienten ihren Blutdruck selber messen. Zu Hause, in streßfreier Umgebung gemessene Werte über 90 mmHg diastolisch beziehungsweise 140 mmHg systolisch sind zu hoch. Zeigen sich diese oberhalb der Norm liegenden Werte öfter als bei jeder zweiten Blutdruckmessung, ist der Patient eindeutig hypertensiv und muß behandelt werden. Befindet sich der Patient mit seinen Werten genau an der Grenze, spricht man von einer milden Hypertonie, die man zunächst mit den sogenannten nichtmedikamentösen Maßnahmen zu behandeln versucht: eine vernünftige Lebensweise, d. h. bei Übergewicht Normalisierung des Körpergewichtes, eine fettarme Ernährung, wenig Alkohol und viel Bewegung. Erst wenn diese Maßnahmen nicht greifen, kommen blutdrucksenkende Medikamente zum Einsatz. Mißt der Patient zuhause drastisch erhöhte Werte, besteht die sofortige Notwendigkeit zur medikamentösen Therapie, allerdings auch dann in Kombination mit den nichtmedikamentösen Maßnahmen.

Bei milder Hypertonie vernünftiger leben

Frage: Ist das vom Bluthochdruck

ausgehende Risiko unterschiedlich einzustufen, wenn der systolische, der diastolische oder beide Blutdruckwerte erhöht sind?

Vetter: Beide Werte bestimmen das Risiko, eine Herzkreislauf-Erkrankung zu bekommen, wobei eine systolische Blutdruckerhöhung noch risikoreicher ist als eine diastolische. Die generelle Notwendigkeit zur antihypertensiven Therapie ergibt sich aus der Tatsache, daß jede Art der Blutdruckerhöhung eine Zunahme des Herzkreislauf-Risikos bedeutet. Dies ist im Hinblick auf die Behandlung alter Menschen mit systolischen Druckerhöhungen besonders wichtig, weil die Therapie beispielsweise mit milden harntreibenden Medikamenten das Risiko, einen Schlaganfall zu erleiden, um etwa die Hälfte herabsetzt.

Risiko für Herz und Kreislauf

Frage: Wie erklären Sie einem Patienten das Krankheitsbild Hypertonie?

Vetter: Von wenigen Ausnahmen abgesehen, kennt man die Ursache des hohen Blutdrucks nicht. Die Hauptstörung der Krankheit manifestiert sich darin, daß die Blutgefäße, die sich in unzählige kleine Bahnen im Körper verteilen, in den Verästelungen zu eng gestellt sind.

Zu eng gestellte Gefäße

Dadurch ist das Herz gezwungen, gegen einen erhöhten Widerstand anzuarbeiten, den es mit höheren Blutdruckwerten zu überwinden versucht. Auf dieser Grundstörung basieren auch die Prinzipien der Blutdrucksenkung: Einerseits durch Medikamente, die zu einer direkten Gefäßerweiterung führen, oder andererseits durch eine salzärmere Ernährung, um das zirkulierende Blutvolumen zu vermindern.

Frage: Es wird auch unter Fachleuten immer wieder kontrovers diskutiert, ob eine salzarme Kost tatsächlich die Höhe des Blutdrucks beeinflußt. Wie läßt sich diese Wirkung erklären?

Salz wirkt Enzymaktivierend

Vetter: Wenn der Mensch mit der Nahrung nur wenig Salz aufnimmt, verlieren gewisse Stoffe im Organismus, die blutdrucksteigernd wirken, an Aktivität. Dabei handelt es sich vorzugsweise um das gefäßverengend wirkende Enzym Angiotensin II. Die Aktivität dieses Enzyms läßt sich medikamentös durch die sogenannten ACE-Hemmer, aber auch durch Salzreduktion herabsetzen.

Frage: Reagieren alle Menschen auf eine hohe Salzeinnahme mit einem Blutdruckanstieg?

Vetter: Die meisten ja, zumindest bis zu einem gewissen Grad. In jedem Fall ist eine blutdrucksenkende Wirkung bei allen Menschen nachzuweisen, wenn der Salzkonsum drastisch reduziert wird; umgekehrt wirkt Salz in jedem Fall blutdruckerhöhend, wenn die Einnahme drastisch erhöht wird. Zwischen diesen extremen Polen liegt ein breite Grauzone, weil viele Faktoren für das Phänomen Blutdruck verantwortlich sind. Hier läßt sich die Beziehung Salzkonsum zu Blutdruck nicht mehr eindeutig nachweisen. Das leuchtet insofern ein, weil biologisch vielfältige Phänomene auf den Blutdruck einwirken. Daraus resultiert aber leider auch eine gewisse Unsicherheit: So sagen die einen, man solle den Salzkonsum reduzieren, und die anderen, man müsse dies nicht tun.

Eine breite Grauzone...

...führt zu Unsicherheiten

Frage: Sie persönlich plädieren aber dafür, daß die Gesamtbevölkerung grundsätzlich etwas sparsamer mit dem Salz umgehen sollte?

Vetter: Ja, denn nicht nur die Hochdruckkranken, sondern alle sollten entsprechend den Ernährungsempfehlungen der Deutschen Gesellschaft für Ernährung mit dem Salz vernünftiger umgehen.

Sparsam salzen

Frage: Problematisch bei Hochdruckkranken ist bekanntlich der fehlende Leidensdruck, so daß die Gefäße meist schon erheblich geschädigt sind, bevor die Krankheit entdeckt wird. Wie motivieren Sie Ihre beschwerdefreien Hochdruckpatienten, dennoch Ihren Ratschlägen zu folgen?

Wesentlich ist die Motivation

Vetter: Die Motivation ist das Wesentliche. Sie ist aber nur dann gegeben, wenn man dem Patienten jeden diagnostischen und therapeutischen Schritt genau erklärt. Motivieren läßt sich der Patient natürlich auch durch die Aufklärung über Risiken und Nutzen der Therapie. Bei jeder Therapie können nebst der Blutdrucksenkung auch unerwünschte Wirkungen auftreten. Wenn aufgrund der blutdrucksenkenden Medikation eine Nebenwirkung auftritt, sollte der Patient dies schleunigst seinem Arzt mitteilen, denn die Palette an blutdrucksenkenden Substanzen ist heute so groß, daß meist problemlos ein anderes Antihypertensivum gegeben werden kann.

Individuelle Behandlung

Die Option heißt: für den individuellen Patienten das Medikament zu finden, welches bei der besten antihypertensiven Wirkung so wenig Nebenwirkungen wie möglich hervorruft. Die Patienten lassen sich heute auch zu Therapiemaßnahmen motivieren, indem man sie durch die Blutdruckselbstmessung in den gesamten Prozeß der Behandlung einspannt. Dadurch können sie die vom Arzt verordnete Behandlung vernünftig und engmaschig selbst verfolgen.

Frage: Welche Ernährungsempfehlungen haben Sie für einen Patienten parat, bei dem erstmalig ein Hochdruck diagnostiziert wird?

Vetter: Das kommt darauf an, wie er aussieht: Ist er schlank oder übergewichtig? Die meisten Hochdruckpatienten haben ein zu hohes Gewicht; ihnen empfehle ich eine konsequente, schrittweise und behutsame Gewichtsreduktion bis zum Erreichen des Normalgewichts. Das Idealgewicht zum Ziel zu erklären, ist illusorisch, weil es für die meisten unerreichbar ist. Wie schädlich sich das Übergewicht auswirkt, läßt sich an einem einfachen Beispiel erklären: Der systolische Blutdruck geht mit der Abnahme von 1 kg Körpergewicht ungefähr um 1 mmHg zurück, der diastolische um 0,5 mmHg. Nimmt der Patient beispielsweise 20 kg ab, sinken beide Blutdruckwerte drastisch.

Die meisten haben ein zu hohes Gewicht

Frage: Wie definieren Sie Normalgewicht?

Normalgewicht konsequent anstreben

Vetter: Körpergröße in Zentimetern minus 100. Also bei 186 cm Körpergröße ein Gewicht von 86 kg. Wenn ein übergewichtiger Hypertoniker sein Normalgewicht konsequent anstrebt und erreicht, hat er meist sehr viel abgenommen. Mehr als die Hälfte der Hochdruckkranken wiegen 10 bis 20 % zuviel.

Frage: Sprechen wir über die normal- oder idealgewichtigen Hochdruckkranken. Spielt die Ernährung auch für diese Patienten eine wichtige Rolle im Rahmen der blutdrucksenkenden Therapie?

Salz-Effekt testen

Vetter: Ja, denn möglicherweise tritt eine Blutdrucksenkung durch eine Reduktion des Salzkonsums ein. Der Effekt ist jedoch nicht vorhersagbar, so daß getestet werden muß, ob der Patient »empfindlich« oder »unempfindlich« auf Salzreduktion bezüglich einer Blutdrucksenkung reagiert.

Frage: Kann ein Patient ohne Mühe selbst herausfinden, ob und wie stark sein Blutdruck auf viel oder wenig Salz reagiert?

Vetter: Das ist relativ einfach mit Hilfe der Blutdruckselbstmessung.

Wenn der Patient über 2 bis 3 Monate salzreduziert lebt – bei gleichbleibender Therapie und unverändertem Körpergewicht –, kann er einen möglichen Effekt an seinen Blutdruckwerten ablesen. Eine einzige salzreiche oder salzarme Mahlzeit wirkt sich übrigens nicht auf den Blutdruck aus – die Wirkung zeigt sich erst nach einer längeren Phase salzärmeren Essens, wobei salzreduziert heißt: nicht mehr als etwa 6 g Salz pro Tag.

Salzarm essen über längere Zeit

Frage: Wie lassen sich diese 6 g berechnen? Wieviel Salz ist beispielsweise in 10 g gesalzener Butter oder in 100 g Käse oder Wurst?

Vetter: Brot ist eine der wichtigsten Quellen für Salz. Der Salzgehalt differiert von Brotsorte zu Brotsorte. Essen Sie in Italien Weißbrot, ist es kaum gesalzen, während es in nördlichen Ländern viel mehr Salz enthält. Will man exakt überprüfen, wieviel Salz der Patient tatsächlich konsumiert, läßt sich dies über eine 24-Stunden-Harn-Analyse leicht feststellen, denn die Salzzufuhr ist gleich der Salzausscheidung.

Brot enthält viel Salz

Viel einfacher ist jedoch, wenn man dem Hypertoniker generell empfiehlt, stark salzhaltige Nahrungsmittel wie gesalzene Fische, gesal-

Sehr Salziges vermeiden

zene Erdnußkerne, getrocknetes Fleisch, Salzgebäck, Laugenbrot usw. zu meiden. Auf keinen Fall sollte er Speisen nachsalzen. Mit diesen einfachen Maßnahmen spart er schon eine ganze Menge und wird nicht mehr als 8 bis 10 g pro Tag verzehren. Gewöhnt er sich zusätzlich den sehr sparsamen Umgang mit Salz beim Kochen an, kommt er dem angestrebten Wert von 6 bis 7 g am Tag noch näher.

Frage: Herzkreislauf-Patienten wird immer wieder dringend geraten, den Verzehr tierischer Fette einzuschränken. Gilt dies als prophylaktische Maßnahme auch für Hochdruckpatienten?

Selten eine isolierte Erkrankung

Vetter: Die Hypertonie ist ja nicht isoliert zu betrachten. Sie tritt häufig in Zusammenhang mit Übergewicht, Hypercholesterinämie, Hyperlipidämie, diabetischer Stoffwechsellage und vielen anderen Störungen und Krankheiten auf. Gewisse Befunde sprechen heute dafür, daß die Blutfette den Kontraktionszustand der Blutgefäße zumindest zum Teil beeinflussen können. Insofern könnte man unter Umständen durch eine veränderte Fettzufuhr auf den Blutdruck einwirken. Genau an diesem Punkt setzen unsere eigenen aktuellen Forschungen an.

Frage: Liegen Ihnen hierzu bereits für die Praxis verwertbare Ergebnissen vor?

Vetter: Wir haben den Oxidationsprozeß, dem die sogenannten LDL (low density lipoproteins) unterliegen, untersucht. Dabei konnten wir nachweisen, daß die oxidierten LDL gefäßkontrahierend (zusammenziehend) und proliferativ (wuchernd) auf die Muskelzelle einwirken. Mit Substanzen, die zur Gruppe der Antioxidantien gehören, haben wir die den Oxidationsprozeß fördernden freien Sauerstoffradikale neutralisiert, um ihnen – wenigsten der Theorie nach – einen Teil ihrer Aggressivität zu rauben. Man weiß, daß oxidierte Blutfette sehr viel schneller als nicht-oxidierte Fette an Zellen angeheftet bzw. von ihnen aufgenommen werden und dort Veränderungen hervorrufen können, die den Beginn der Atherosklerose bedeuten.

Aktuelle Forschung

Die Kenntnisse über die Zusammenhänge zwischen Blutfetterhöhungen, Hypertonie und Atherosklerose haben dazu geführt, daß wir jetzt bei Patienten mit milder

Sinken die Blutfette, sinkt auch der Blutdruck

Hypertonie lediglich die Blutfette senken, und so beide Symptome gleichzeitig behandeln, den leichten Blutdruckanstieg und die erhöhten Blutfette.

Frage: Wie stehen die Chancen, daß diese zum Teil noch theoretischen Überlegungen in der Praxis funktionieren, daß also durch eine fettreduzierte Nahrung der Blutdruck sinkt?

Gute Chancen

Vetter: Die Chancen stehen gut. Und deshalb meine ich, sollte den Hypertonikern eine Ernährungsform empfohlen werden, die für alle Herzkreislauf-Erkrankungen gilt: Generell weniger Fett, vor allem weniger gesättigte Fettsäuren aus tierischen Fetten und mehr einfach und mehrfach ungesättigte Fettsäuren, die in den meisten pflanzlichen Fetten enthalten sind.

Vielleicht doch ein Irrtum?

Frage: Könnte es sein, daß bezüglich des Zusammenhangs zwischen erhöhten Blutfettwerten und der Entstehung der Atherosklerose eine ganze Generation von Fettstoffwechsel- und Herzkreislauf-Spezialisten einer Idee aufgesessen ist, die in der Theorie zwar sehr plausibel klingt, letztlich aber doch nicht stimmt?

Vetter: Nein. Wir beispielsweise sind auf diese Zusammenhänge von der Hypertonie aus gekommen. Es gibt verschiedene Wege, wie man die LDL aufteilt und untersucht – entscheidend ist das aber nicht. Wichtig ist, daß einige LDL-Bestandteile leichter und andere schwerer oxidierbar sind. Jetzt gibt es neuere Befunde: Im Blut findet sich eine schwefelhaltige Aminosäure, der unter Umständen eine große Bedeutung als kardiovaskulärem Risikofaktor zukommt. Unsere Arbeitsgruppe hat in umfangreichen Untersuchungen dieses Homocystein bei Adipösen, Hypertonikern, Patienten mit Claudicatio intermittens und Patienten mit frühem Herzinfarkt bestimmt. Die ersten Ergebnisse sind so zu interpretieren, daß diese Patienten unverhältnismäßig häufig relativ hohe Plasma-Homocysteinwerte aufweisen. Das vom Organismus selbst produzierte LDL oxidiert das Homocystein als ein endogener, d. h. körpereigener Oxidator. Die Gabe von bestimmten Vitaminen kann die Homocystein-Plasmaspiegel senken und damit kann unter Umständen das kardiovaskuläre Risiko gesenkt werden.

Neue Befunde zum Homocystein

Häufig relativ hohe Werte

Zwei Erklärungsmodelle

Frage: Für die Senkung hoher Blutfette spricht vieles. Was spricht Ihrer Meinung dagegen?

Vetter: Diskutiert wird ein höheres Krebsrisiko durch extrem niedrige Cholesterinwerten. Für die Befunde, daß bei Krebspatienten sehr niedrige Cholesterinwerte gefunden wurden, gibt es zwei unterschiedliche Erklärungsmodelle: Die einen sagen, es handle sich um Patienten mit Cholesterin-verbrauchenden Tumoren, d. h. die niedrigen Cholesterinspiegel entstehen aufgrund eines Tumorwachstums. Die andere Theorie geht davon aus, daß das Cholesterin die Zelle schützt. Wenn dem Organismus jetzt wenig Cholesterin als Zellschutz zur Verfügung steht, könnte dies möglicherweise einer Tumorentstehung Vorschub leisten.

Ausgewogene Mischkost

Frage: Was halten Sie von der Empfehlung, eine Banane am Tag sei für den Hypertoniker gut, weil Bananen viel Kalium enthalten?

Vetter: Das ist unrealistisch. Wichtig ist eine ausgewogene Mischkost. Mit ihr wird man weder in einen Kalium-, noch in einen Magnesium-Mangel kommen. In Mitteleuropa gerät niemand mit einer guten und ausgewogenen Verteilung von

Nahrungsmitteln in Elektrolyt-Mangelzustände.

Frage: Was sagen Sie Ihren Patienten, die gern eine bestimmte Außenseiter-Diät einhalten möchten, von der Sie nicht unbedingt überzeugt sind, die Sie aber auch nicht gerade für schädlich halten?

Neue Botschaften bewirken mehr

Vetter: Ich lasse meinen Patienten das. Ich glaube, es ist viel besser, neue Botschaften zu vermitteln und einfache, zusätzliche Ratschläge zu geben, wie irrige Meinungen auszumerzen. Handelt es sich allerdings um eine potentiell gefährliche Diät, wird von solch einer Ernährung abgeraten.

Frage: Welche Richtlinien empfehlen Sie Ihren Patienten bezüglich körperlicher Aktivität?

Forciertes Gehen

Vetter: Der Hypertoniker sollte sich an eine mittelgradige körperliche Betätigung gewöhnen. Die optimale Bewegungsart für Hochdruckkranke ist forciertes, starkes Gehen, und zwar täglich mindestens eine halbe oder ganze Stunde lang. Schwimmen ist für Hochdruckpatienten nicht ganz unumstritten, weil es beim Eintauchen ins Wasser zu plötzlichen Blutdruckanstiegen kommen kann.

Radeln nicht für alle

Frage: Und Radfahren?
Vetter: Im Prinzip ist Radeln gut, aber nicht gleichermaßen allen zu empfehlen, weil die Topographie des Geländes zu berücksichtigen ist. Bergauffahren ist betreffs des Blutdruckes ungünstig und auch beim untrainierten Patienten sehr demotivierend.

Therapie-Versagen durch viel Alkohol

Frage: Welche Rolle spielt der Alkoholkonsum für den Hochdruckkranken?
Vetter: In geringen Mengen scheint Alkohol einen eher günstigen Einfluß zu haben. Das heißt, maximal ein Achtel Wein, also nicht mehr als 20 g Alkohol am Tag. Trinkt man mehr, steigt der Blutdruck linear an. Übermäßiger Alkoholkonsum ist eine der häufigsten Ursachen für das Versagen einer antihypertensiven Therapie. Der nicht erkannte Alkoholismus und die daraus resultierende Therapieresistenz ist im Praxisalltag oft nur schwerlich zu kontrollieren.

Frage: Was unternehmen Sie, wenn ein Hypertoniker bei der Blutdruckselbstmessung immer wieder zu einer bestimmten Zeit, beispielsweise immer nachmittags um 17 Uhr, Blutdruckspitzen mißt, ohne daß er zu diesem Zeitpunkt einem besonderen Streß ausgesetzt ist?

Vetter: Diesen Blutdruckschwankungen muß man nachgehen und sie abklären. Meistens sind es aber doch Streßfaktoren wie z. B. Kriminalfilme im Fernsehen, Stau im Verkehr oder Partnerprobleme. Nur in den seltensten Fällen sind andere Gründe für die Blutdruckspitzen verantwortlich.

Streß-Faktoren

Frage: Wir haben schon davon gesprochen, daß der Bluthochdruck dem Patienten zunächst keinerlei Beschwerden verursacht. Haben Sie noch eine Empfehlung für Menschen, die jahrzehntelang einen normalen oder eher sogar niedrigen Blutdruck hatten und gar nicht mehr auf die Idee kommen, zu kontrollieren, ob sich an ihren Blutdruckwerten im Laufe der Jahre etwas geändert hat?

Vetter: Jeder Mensch sollte alle ein bis zwei Jahre seinen Blutdruck überprüfen: ob bei Freunden, die zuhause ein Blutdruckmeßgerät haben, in der Apotheke oder beim Arzt. Eine Altersgrenze für die regelmäßige Blutdruckkontrolle gibt es nicht, da auch schon junge Leute einen hohen Blutdruck entwickeln können.

Blutdruck-Kontrolle für jeden alle Jahre wieder

Werner O. Richter

Fast 90 Prozent aller zu hohen Cholesterinwerte sind ernährungs-abhängig

Werner O.
Richter,
München

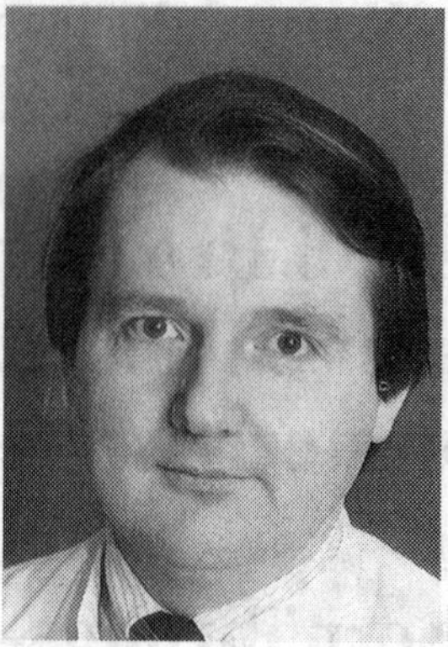

Professor Dr. Dr. Werner O. Richter arbeitet als Internist seit 1978 an der Medizinischen Klinik der Ludwig-Maximilians-Universität München wissenschaftlich auf dem Gebiet der Stoffwechselkrankheiten, wobei sein besonderes Interesse dem Fettstoffwechsel gilt. Er ist Schriftleiter des »Lipidreports« der Lipid-Liga e.V.

Frage: Bitte erklären Sie auf möglichst einfache Weise die Grundfunktionen des physiologischen Fettstoffwechsels.

Richter: Für die normalen Funktionen unseres Körpers brauchen wir Fett. Dieses Fett wird im Blut transportiert, und zwar nach dem Prinzip eines 2-Wege-Systems. Das mit der Nahrung aufgenommene Fett gelangt vom Verdauungstrakt durch die Darmwand ins Blut, wird zur Leber transportiert, wo es aufgeschlossen und verändert wird. Die neuen fetthaltigen Produkte werden – um es stark vereinfacht darzustellen – von der Leber wieder ans Blut abgegeben, dort teilweise abgebaut und schließlich zu den Zielorganen transportiert.

Der Körper braucht Fett...

Frage: Wofür brauchen unser Organismus bzw. die erwähnten Zielorgane unseres Körpers das Fett?

Richter: Fettsäuren dienen als Energielieferant, Cholesterin wird von den Zellmembranen benötigt, es dient also der Ummantelung der Zellen. Gleichzeitig ist Cholesterin aber auch quasi der Rohstoff, aus dem das biochemische Wunderwerk unseres Organismus beispielsweise die Vitamine und die Hormone aufbaut.

...als Energielieferant...

...und als Rohstoff

Frage: Im gesunden Organismus liegt also bezüglich des Fettes ein gewisses Gleichgewicht vor, das im Blut vom Darm zur Leber und von der Leber zur Zelle transportiert wird. Haben wir Sie bis hierhin richtig verstanden?

Ausbalanciertes Gleichgewicht

Richter: Das ist richtig, wenn man betont, daß diese Darstellung sehr stark vereinfachend ist. Wenn dieses Gleichgewicht gestört ist, dann haben wir es mit einer Fettstoffwechselstörung zu tun. Eine solche Störung kann darin bestehen, daß entweder zuviel Fett vom Darm ins Blut gelangt (weil wir mit der Nahrung zuviel Fett zuführen), daß in der Leber zu viel produziert wird oder vom Körper zu wenig abgebaut wird. Mit dem daraus resultierenden Überangebot von Fett im Blut muß der Körper fertig werden – was er meistens nicht kann.

Zuviel Nahrungsfett...

Frage: Was passiert dann?

...ist der Grundstein der Atherosklerose

Richter: Dann entwickeln sich über die Jahre oder Jahrzehnte hinweg die gefürchteten Spätkomplikationen der Fettstoffwechselstörungen. Dabei handelt es sich um die Atherosklerose, die sich als Herzinfarkt, als Schlaganfall oder als Durchblutungsstörung beispielsweise der Beine manifestiert.

Frage: Mit dieser Aussage befinden Sie sich in Übereinstimmung mit einer Großzahl weiterer Experten. Aber es gibt auch immer wieder Stimmen – und die werden von den Medien besonders gern und oft zitiert –, die schlichtweg behaupten, erhöhte Blutfettwerte seien gar kein Risikofaktor. Woran soll sich der verunsicherte medizinische Laie angesichts dieses Expertenstreits orientieren?

Risikofaktor Blutfette im Widerstreit

Richter: Wenn man die Risikofaktoren insgesamt betrachtet, dann ist nichts so gut untersucht und so exakt gesichert wie die Rolle der Fettstoffwechselstörungen bei der Entstehung der Atherosklerose mit ihren oft fatalen Spätfolgen. Daß in unserem Lande im Interesse einer bestimmten Lobby oder wider besseren Wissens Behauptungen aufgestellt werden können, ist ein Manko unserer demokratischen und pluralistischen Gesellschaftsordnung – ein Preis, den wir zahlen müssen, wenn wir diese Ordnung nicht insgesamt in Frage stellen wollen.

Behauptungen wider besseres Wissen

Frage: Wenn wir den Fettstoffwechsel und seine Störungen etwas besser verstehen wollen, kommen wir wahrscheinlich nicht umhin, die vereinfachte Darstellung doch et-

Fett ist nicht gleich Fett

Störungen des Fettstoffwechsels...

...hängen fast immer von der Ernährung ab

was zu differenzieren. Das fängt schon damit an, daß wir nicht von *dem* Blutfett – also von dem im Blut gelösten Fett – sprechen, sondern von *den* Blutfett*en*. Gibt es demnach mehrere Arten von Blutfetten?
Richter: Zunächst einmal unterscheiden wir zwei große Blutfettarten, das Cholesterin und die Triglyceride. Um gleich wieder auf die Fettstoffwechselstörungen zu kommen: Je nachdem, welcher dieser beiden Parameter erhöht ist, sprechen wir entweder von einer Hypercholesterinämie oder von einer Hypertriglyceridämie. Diese Fachausdrücke besagen, daß zuviel (über = hyper) von einer der beiden großen Fettarten im Blut (aemia = Zustand des Blutes) vorhanden ist. Die dritte große Gruppe von Fettstoffwechselstörungen sind die gemischten Hyperlipidämien, bei denen außer dem Cholesterin auch die Triglyceride erhöht sind.

Frage: Ist es immer und grundsätzlich ein Zuviel an Nahrungsfett, das zu einer solchen Fett-Übersättigung des Blutes führt?
Richter: Wir kennen vererbte Ursachen wie Eiweiß(Apolipoprotein)-Rezeptordefekte. Aber der allergrößte Teil sind Hyperlipid-

ämien, die ganz entscheidend von der Ernährung abhängig sind. Etwa 40% aller (meist mäßigen) Hypercholesterinämien sind allein ernährungsabhängig. Ebenfalls etwa 40% machen die sog. polygenen oder polygenetischen Hypercholesterinämien aus, bei denen die Veranlagung zum erhöhten Cholesterin vererbt wird, die sich jedoch erst dann manifestieren, wenn dem Körper mit der Nahrung zuviel Fett angeboten wird. Es gibt dann noch weitere Störungen, denen klar definierte Defekte zugrundeliegen, die sich aber ebenfalls nur dann manifestieren, wenn von außen mehr Fett zugeführt wird, als der Organismus problemlos verarbeiten kann.

Vererbte Veranlagung

Wir können also zusammenfassend sagen, daß annähernd 90% aller Hypercholesterinämien ernährungsabhängig sind. Das heißt umgekehrt, daß die Diät – also die Reduktion des Fettangebotes in der Ernährung – den alles entscheidenden therapeutischen Ansatz darstellt; Medikamente zur Senkung der Blutfette stellen erst die zweite Stufe der Behandlung dar.

Diät ist das A und O der Therapie

Frage: Sind auch die Hypertriglyceridämien in derart hohem Maße ernährungsabhängig?

Alkohol treibt die Triglyceride in die Höhe

Richter: Hier spielt die Ernährung die absolut entscheidende Rolle. Ich kenne keinen einzigen Fall einer Hypertriglyceridämie, der ohne strenge Diät überhaupt wirkungsvoll zu behandeln wäre; Medikamente können die Ernährungsfehler nicht oder nur gering kaschieren. Bei diesen Krankheitsbildern sind es insgesamt Ernährungsexzesse, welche die Triglyceride in die Höhe treiben, allen voran Alkohol und rasch resorbierbarer Zucker oder eine Kombination von beidem – wie sie in allen alkoholischen Getränken vorliegt.

Frage: Jetzt müssen wir wohl noch weiter differenzieren, denn Cholesterin ist ja nur ein Sammelbegriff.

Cholesterin...

Richter: Cholesterin wird im Blut in verschiedenen Fett-Eiweiß-Partikeln, den sog. Lipoproteinen, transportiert. Wenn wir das Gesamtcholesterin messen, dann messen wir stets eine Summe dieser verschiedenen Lipoproteine, die sich durch ihre Dichte voneinander unterscheiden.

...ist ein Sammelbegriff

Wir kennen Lipoproteine hoher Dichte (high density lipoproteins = HDL), niedriger Dichte (low density lipoproteins = LDL) und sehr niedriger Dichte (very low density lipoproteins = VLDL), die sehr unterschiedliche physiologische und pathophysiologische Rollen spielen.

HDL-Cholesterin ist ein Schutzfaktor

Wenn sich bei einer ersten Untersuchung das Gesamtcholesterin mäßig erhöht zeigt, dann ist es ganz entscheidend zu wissen, wie das Verhältnis der einzelnen Lipoprotein-Fraktionen zueinander ist. Denn hohes HDL (als HDL-Cholesterin gemessen) stellt einen Schutzfaktor dar, der in der Lage ist, bereits in der Arterienwand abgelagertes Cholesterin wieder zu binden und zum Verstoffwechseln zur Leber zu transportieren.

Frage: Dann ist also ein Gesamtcholesterin von 200 mg/dl nicht unbedingt die Grenze, an der zwischen normalem und krankhaft erhöhtem Befund zu unterscheiden ist?

Differenzieren tut not...

Richter: Das Gesamtcholesterin sagt in diesem Bereich nichts über die Risikosituation der untersuchten Person aus, sondern ist lediglich ein Suchtest, der im Zweifelsfall immer einer Differenzierung bedarf. Aus eigenen Untersuchungen wissen wir, daß im jugendlichen Alter nahezu 80% aller Cholesterinwerte zwischen 200 und 250 mg/dl durch ein hohes HDL-Cholesterin bedingt und demnach als ausgesprochen ge-

...wenn es um das Risiko geht

sund einzustufen sind. Auch wissen wir, daß Frauen im gebärfähigen Alter normalerweise höhere HDL-Cholesterinwerte (50-100 mg/dl) haben als gleichaltrige Männer (30-45 mg/dl). Diese durchaus positiv hohen Werte gehen natürlich in die Summenmessung ein, wenn wir nur den Wert des Gesamtcholesterins bestimmen.

Das Nahrungsfett...

Frage: Lassen Sie uns jetzt zur Beeinflussung des Fettstoffwechsels und seiner Störungen durch die Ernährung kommen. Bei krankhaft veränderten Werten wäre es ja – wenn wir Sie bisher richtig verstanden haben – wünschenswert, durch die richtige Ernährungsform die LDL-Werte (vergröbernd manchmal als das »böse« Cholesterin bezeichnet) zu senken und die HDL-Werte weniger stark zu senken oder gar zu erhöhen. Ist das möglich?

...ist ein zweischneidiges Schwert

Richter: Das ist eine der ganz entscheidenden Fragen in diesem Zusammenhang. Das HDL ist abhängig vom Fettgehalt der Nahrung; d. h. je höher der Fettgehalt, desto höher auch das HDL. Senke ich umgekehrt den Fettgehalt meiner Nahrung, dann sinkt zwar in wünschenswerter Weise mein LDL, aber gleichzeitig sinkt auch mein HDL, was ich eigentlich nicht erreichen möchte.

Frage: Kommt es vielleicht auf die Art des verzehrten Fettes an? Die Diskussion dreht sich ja immer wieder um die gesättigten Fettsäuren, wie sie in tierischen Fetten überwiegen, und die mehrfach ungesättigten Fettsäuren, die mehr in den meisten pflanzlichen Ölen und Fetten vorkommen.

Einseitigkeit und Übertreibungen vermeiden

Richter: Wir warnen in unseren heutigen Diätempfehlungen vor jeder Form von Einseitigkeit und vor allem vor Übertreibungen. Stand der Dinge ist, daß der Durchschnittsdeutsche mehr als 40% seiner Nahrungsenergie, also der täglich verzehrten Kalorien, aus Fett bezieht. Die Empfehlung lautet, diesen Anteil auf 30% zu senken (bezogen auf eine »gewichtshaltende« Ernährung). Wird diese Empfehlung eingehalten, sinkt das LDL stärker als das HDL – wir erreichen also eine Änderung im gewünschten Sinne.

Zuviel des Guten richtet Schaden an

Reduzieren wir den Fettanteil in der täglichen Nahrung noch weiter, beispielsweise auf nur noch 20% anstatt der heute üblichen 40%, dann sinkt in vielen Fällen das HDL stärker als das LDL – es kommt also zu einer Änderung, die durchaus nicht wünschenswert ist.

Frage: Wenn wir also auf rund ein Drittel unseres täglichen Fettverzehrs verzichten, den übrigen Speisezettel aber unverändert lassen, dann landen wir ungefähr bei dem empfohlenen Fettanteil von 30% an den Gesamtkalorien. Das ist ja eine durchaus spürbare Reduktion der Energiezufuhr. Wirkt sich das nicht nachteilig aus?

Übergewicht ist Nährboden...

Richter: Ganz im Gegenteil! Diese Verringerung der Energiezufuhr wirkt der Entwicklung des Übergewichts entgegen. Und das Übergewicht (oder das vermehrte Essen, das dazu führt) ist ein sehr entscheidender Faktor, auf dessen Boden sich andere Risikofaktoren entwikkeln. Hier gibt es sehr aufschlußreiche Zusammenhänge. Betrachten wir einmal die 20-25jährigen Deutschen: 3% von ihnen haben Übergewicht im krankhaften Bereich; in dieser Altersgruppe haben wir auch ungefähr 3% mit einem Cholesterin von über 300 mg/dl. Unter den 35jährigen finden wir 33% mit Übergewicht und fast 30% mit einem Cholesterin von mehr als 300 mg/dl. Das ist ganz sicher kein reiner Zufall.

...mehrerer Risikofaktoren

Frage: Eine Reduktion des Fettanteils – insbesondere der versteckten Fette in Wurst und fetten Milchprodukten – von derzeit etwa 40 auf 30% führt also nicht zu einer wie auch immer gearteten Mangelversorgung?

Auf das richtige Maß kommt es an

Richter: Zunächst einmal wird diese Reduktion bei Übergewichtigen zum Abnehmen führen. Ist dann das richtige Gewicht erreicht, soll die Ernährung eukalorisch sein, d. h. das richtige Körpergewicht wird gehalten, ohne daß gehungert werden muß, weil der Verbrauch und die Zufuhr von Energie sich die Waage halten. Auch bei einer solchen eukalorischen Ernährung sollte der Fettanteil an der täglichen Gesamtenergie auf 30% beschränkt bleiben.

50jährige Männer mit 250 Cholesterin...

Frage: Nochmals zurück zur Differenzierung des Gesamtcholesterins in HDL- und LDL-Cholesterin. Betrachten wir einmal isoliert die Bevölkerungsgruppe mit dem höchsten Infarktrisiko, nämlich Männer ab 50 Jahren. Stellen wir uns jetzt solche Männer mit einem Gesamtcholesterin von 250 mg/dl vor, die bisher unauffällig waren, d. h. sich stets relativ gesund gefühlt haben. Wie hoch ist unter diesen Männern der Anteil derer, bei denen die Differenzierung des Gesamtcholesterins in die einzelnen Fraktionen einen Risikofaktor zutage fördert?

...sind fast immer gefährdet

Richter: Bei Männern in diesem Alter ist das fast immer der Fall! Bei Frauen mit derselben Ausgangslage (Alter etwa 50 Jahre, Gesamtcholesterin um 250 mg/dl, bisher unauffällig) sind 30% ohne Risiko. Mit zunehmendem Alter – bei Frauen sinkt das unter Östrogeneinfluß hohe HDL nach der Menopause ab – gleicht sich das Risiko in beiden Geschlechtern an.

Die Dreier-Regel...

Frage: Dann ist also die gelegentlich gehörte Behauptung falsch, daß für Frauen ein erhöhter Cholesterinspiegel bedeutungslos ist. Eine der immer wieder betonten Regeln für die richtige Ernährung von Gesunden sowie von Personen mit erhöhtem Cholesterinspiegel ist die Dreier-Regel, die besagt, bei einem Fettanteil an der Gesamtenergiezufuhr von 30% die gesättigten, die einfach ungesättigten und die mehrfach ungesättigten Fettsäuren ungefähr zu dritteln. Wie kommentieren Sie diese Regel?

...hilft Gesunden und Kranken

Richter: Grundsätzlich sollte jeder diese Dreier-Regel bei der Nahrungszusammenstellung beherzigen. Die einfach ungesättigen Fettsäuren (ihr Hauptvertreter ist die im

Olivenöl besonders reichlich vorhandene Ölsäure) haben in letzter Zeit insofern eine Aufwertung erfahren, weil sie durch Vermeidung der gesättigten Fettsäuren das LDL-, nicht aber das HDL-Cholesterin senken.

Soll und Ist

Frage: Wenn wir von einer wünschenswerten Zusammensetzung sprechen, sollten wir wissen, wie der Ist-Zustand ist. Wie sind die verschiedenen Fettsäuren an der Ernährung des Durchschnitts-Deutschen beteiligt?

Zuviel Fett aus tierischen Quellen

Richter: Aus den Daten der »Nationalen Deutschen Verzehrsstudie« ergibt sich, daß die einzelnen Fettsäuren statt jeweils 33% wie folgt zum Fettverzehr beitragen: gesättigte 46%, einfach ungesättigte 38% und mehrfach ungesättigte Fettsäuren 16%. Diese Abweichung vom Soll macht deutlich, worauf es ankommt: Die gesättigten Fettsäuren, enthalten insbesondere in tierischen Nahrungsmitteln, sind stark einzuschränken.

Es fehlt an mehrfach ungesättigten Fettsäuren

Woran es in der deutschen Normalkost erheblich mangelt, sind die mehrfach ungesättigten Fettsäuren. Ihr Anteil muß verdoppelt werden. Reich an mehrfach ungesättigten Fettsäuren sind pflanzliche Öle (außer Kokos-, Oliven- und Palmöl) und aus ihnen hergestellte Produkte. Bei den einfach ungesättigten Fettsäuren stimmen Soll und Ist in etwa überein.

Frage: Nun hört man gelegentlich, daß die mehrfach ungesättigten Fettsäuren nicht ganz unproblematisch seien. Was haben Sie hierzu zu sagen?

Es lauern Gefahren...

Richter: Atherogen (also den Krankheitsprozeß auslösend und/oder fördernd) wirken vermehrt – darüber gibt es heute keinen Zweifel mehr – chemisch modifizierte, nämlich oxidierte LDL-Partikel. Zwar oxidieren die mehrfach ungesättigten Fettsäuren etwas leichter, während einfach ungesättigte und gesättigte Fettsäuren weniger leicht oxidiert werden. Verzichten können wir jedoch auf die mehrfach ungesättigten Fettsäuren nicht, denn einige von ihnen sind essentiell, d. h. sie können vom Organismus nicht selbst produziert werden und müssen deshalb in ausreichender Menge mit der Nahrung zugeführt werden. Heute wird zunehmend empfohlen, die unverzichtbaren und in unserer Normalkost unterrepräsentierten mehrfach ungesättigten Fettsäuren vor der Gefahr der Oxidation durch die zusätzliche Gabe von Antioxidantien (das sind Oxidations-Verhinderer) zu schützen, beispielsweise durch die zusätzliche Gabe von Vitamin E. Bekanntlich sind aber gerade die pflanzlichen Öle, die reich an mehrfach ungesättigten Fettsäuren sind, besonders reich an Vitamin E, so daß hier ein Schutz gegeben ist.

...gegen die es natürliche Schutzmechanismen gibt

Frage: Lassen Sie uns ganz konkret werden: Wie sieht die Diät-Empfehlung für Patienten mit zu hohen Triglyceriden aus?

Richter: Null Alkohol (nicht nur Reduktion, sondern wirklich völliger Verzicht), Vermeidung rasch resorbierbaren Zuckers (wird teilweise schon durch den ersten Punkt erreicht), eukalorische (d. h. kalorisch dem Energieverbrauch angemessene) Ernährung, Gewichtsreduktion bei Übergewicht.

Null Alkohol bei zu hohen Triglyceriden

Frage: Und für einen Patienten mit zu hohem LDL bei relativ normalem HDL?

Richter: Eukalorische Ernährung, 30% der Gesamtenergie als Fett, zu je einem Drittel gesättigte, einfach ungesättigte und mehrfach ungesättigte Fettsäuren (d. h. die sog. Dreier-Regel), möglichst viele Ballaststoffe,

Weniger Fett bei hohem LDL

Cholesterin weniger als 300 mg pro Tag.

Frage: Und schließlich für einen Patienten mit zu niedrigem HDL?

Körperliche Aktivität führt zu höherem HDL

Richter: Die Ernährung sieht aus wie bei dem zuvor besprochenen Patienten. Für den Versuch, das HDL zu erhöhen, gibt es mehrere Ansatzpunkte: Übergewicht abbauen, mit dem Rauchen aufhören (Rauchen ist nicht nur ein eigenständiger Risikofaktor, es senkt auch das HDL, und zwar im Einzelfall um bis zu 25%, im statistischen Mittel um 8-10%), Steigerung der körperlichen Aktivität, Vermeidung von Übertreibungen bei der Ernährungsumstellung.

Problemfall Alkohol

Mäßiger Alkoholgenuß scheint das HDL moderat zu erhöhen, wobei ich diese Empfehlung wegen der Schwierigkeiten bei der Dosisfindung und den unbestreitbaren Problemen, die manche Menschen schon mit kleinsten Alkoholmengen haben, nicht in den Vordergrund stellen möchte.

Frage: Es fällt auf, daß Sie bisher die Vermeidung cholesterinreicher Nahrungsmittel nur am Rande erwähnt haben. Erhöhen sie weniger als die gesättigten Fette das Blutcholesterin?

Richter: Ja. Aus meiner Sicht ist das Beharren auf cholesterinarme Ernährung nicht gerechtfertigt. Ich verbiete meinen Patienten das gelegentliche Frühstücksei nicht; und wer ißt schon häufig Hummer? Der Durchschnittsdeutsche nimmt täglich 600 mg Cholesterin zu sich, es sollten aber nur 300 mg sein. Hält er sich an diese Empfehlung, sinkt sein Gesamtcholesterin meist um 8-9 mg/dl. Macht er dagegen mit der Fettmodifikation im Sinne der Dreier-Regel ernst, kann sein Gesamtcholesterin um 50-60 mg/dl gesenkt werden.

Nahrungscholesterin ist nicht der entscheidende Faktor

Diese Zahlen machen sehr deutlich, wo der Hauptfehler in unserer Ernährung liegt, nämlich in der Menge der gesättigten Fette, die ganz überwiegend aus tierischen Quellen stammen.

Gesättigte Fettsäuren im Überfluß sind der Hauptfehler

Frage: Ist jemand, der behauptet, eine Diät zur Senkung seines Cholesterinspiegels brav einzuhalten, jedoch zu keiner Änderung seiner Werte kommt, grundsätzlich ein Schwindler? Anders gefragt: Gibt es Diät-Versager?

Richter: Etwa 25% unserer Bevölkerung scheinen auf Diät nicht oder zumindest nicht ausreichend anzusprechen, obgleich sie sie einhalten.

Diät wirkt nicht bei allen

Ob er einen solchen Nonresponder oder einen Patienten vor sich hat, der ihn und sich selbst bemogelt, kann der Arzt nur schwer feststellen, denn es gibt leider keine einfachen biochemischen Marker, mit denen sich die »Diätversager« erkennen lassen.

Frage: Welche Rolle spielen die versteckten Fette, wenn es darum geht, den Fettkonsum insgesamt zu verringern?

Weglassen von sichtbarem Fett

Richter: Die einfachste Art der Fettreduktion ist natürlich die Vermeidung oder Entfernung von sichtbarem Fett. Schneidet man beispielsweise beim Kotelett oder beim Schinken den Fettrand ab, lassen sich bequem 20-30 g Fett einsparen. Denn versteckte Fette essen wir ohnehin schon genug. Da kann man bei Wurst und Käse beispielsweise bewußt auf niedrigere Fettstufen zurückgreifen oder auf die Hälfte der mit Fett zubereiteten Beilagen verzichten.

Frage: Was halten Sie von Ernährungsregeln, die im wesentlichen auf Verboten aufbauen?

Verbote sind der falsche Weg

Richter: Gar nichts! Es geht in den meisten Fällen nicht um eine radikale Änderung, sondern fast immer nur um eine Modifikation. Wir müssen nicht von 100 auf 0 kommen, sondern beim Fett z. B. von 40 auf 30 – und das ist bei ein bißchen gutem Willen und ein bißchen Nachdenken durchaus realisierbar. Und ich halte nichts davon, Regeln ständig zu erneuern und zu verändern, denn das trägt nicht zur Erhöhung der Überzeugungskraft bei – ganz im Gegenteil.

5 Goldene Regeln...

Frage: Dürfen wir Sie zum Schluß bitten, die 5 Goldenen Regeln für die Ernährung von Patienten mit Fettstoffwechselstörungen zu formulieren?

...die jeder beherzigen sollte

Richter: Ich will es versuchen, wobei ich betonen muß, daß diese Form der Ernährung nicht nur für Patienten mit Fettstoffwechselstörungen empfehlenswert ist, sondern auch für Gesunde zur Vermeidung solcher Störungen, die sich oft erst nach mehreren Jahren oder Jahrzehnten der falschen Ernährung einstellen.

1. Es sollten sichtbares Fett vermieden und pflanzliche Fette bevorzugt werden.
2. Die Ernährung sollte eukalorisch sein, um Übergewicht abzubauen bzw. das richtige Gewicht auf Dauer zu halten.

3. Es sollte mehr Obst und Gemüse gegessen werden, um den Anteil an Ballaststoffen zu erhöhen.
4. Es sollten pro Woche ein Fisch- und ein Geflügeltag eingelegt werden, um den Anteil der gesättigten Fettsäuren zu reduzieren.
5. Bei Milch, Milchprodukten und Wurstwaren sollte öfter zur Magerstufe gegriffen werden.

Hellmut Mehnert

Durch Gewichtsabnahme kann der Typ-II-Diabetes sozusagen auf Tauchstation gehen

Hellmut Mehnert, München

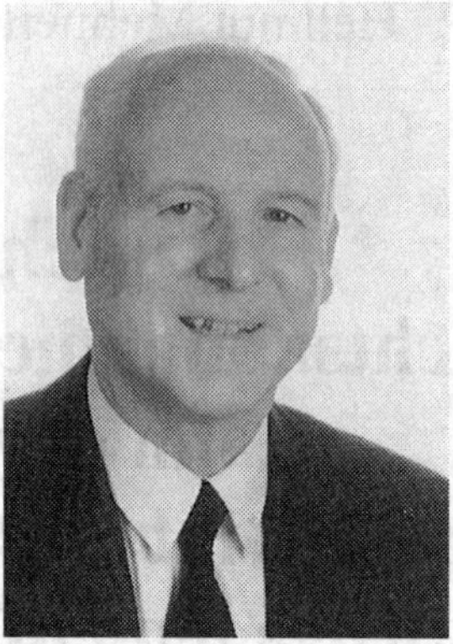

Professor Dr. med. Hellmut Mehnert und die Diabetologie nennt man heute nicht nur in München in einem Atemzug, wo er fast sein ganzes Leben verbracht hat. Beinahe drei Jahrzehnte lang hat der weltweit anerkannte Stoffwechselexperte eine Medizinische Abteilung des Städtischen Krankenhauses München-Schwabing geleitet und steht heute noch, nachdem er im März 1993 aus dem aktiven klinischen Dienst ausgeschieden ist, an der Spitze des Diabetes-Forschungsinstituts dieser Klinik. Seiner Meinung nach waren ihm Zufall und Glück treue Wegbegleiter, die er allerdings optimal zu nutzen wußte: An der Joslin-Clinic in Boston, der seinerzeit besten Diabetes-Klinik, fing er Feuer für sein Spezialfach, konnte mit 37 bereits die Klinikleitung in München übernehmen und mit dem Biochemiker Prof. Wieland das von der Deutschen Forschungsgemeinschaft unterstützte Diabetes Forschungsinstitut aufbauen.

Frage: Der Diabetes mellitus, die Zuckerkrankheit, ist eine Stoffwechselerkrankung. Wie kommt es zur Störung des Stoffwechsels?

Ein relativer oder absoluter Insulin-Mangel

Mehnert: Beim Diabetes mellitus handelt es sich um eine erbliche, chronische Stoffwechselkrankheit, die auf einem relativen oder absoluten Mangel an Insulin beruht. Das Hormon Insulin wird von der Bauchspeicheldrüse produziert, regt unter anderem die Verwertung von Kohlenhydraten an und reguliert damit den Zuckerspiegel im Blut. Generell gibt es zwei Arten von Diabetes: den insulinpflichtigen Typ I und den primär nicht insulinpflichtigen Typ II. Die Ursache für den absoluten Insulinmangel ist ein sog. Autoimmunprozeß, bei dem die Insulin produzierenden Zellen zerstört werden. Dagegen liefert die Bauchspeicheldrüse bei Typ-II-Diabetikern zunächst zwar noch ausreichend Insulin, auf das diese Patienten aber nicht gut ansprechen, so daß ein relativer Insulinmangel entsteht, eine Insulinresistenz.

Frage: Erfordern die beiden verschiedenen Krankheitsbilder auch unterschiedliche Behandlungen?

Mehnert: Der Typ-I-Diabetes

Gravierende Unterschiede

zeichnet sich durch den sofortigen Insulinbedarf aus. Würden diese Patienten kein Insulin spritzen, würden sie im diabetischen Koma sterben. Die bei Typ-II-Diabetikern bestehende Insulin-Unterempfindlichkeit, die im Verlauf der Krankheit auch von einer schwächeren Insulinproduktion gefolgt sein kann, behandelt man in erster Linie bei den meist übergewichtigen Patienten durch Gewichtsabnahme. Wenn die entsprechende Diät nicht ausreicht, gibt man zusätzlich Tabletten, um der Insulinresistenz entgegenzuwirken oder um die vorhandenen Insulinreserven zu aktivieren. Einige der Patienten müssen in fortgeschrittenem Krankheitsstadium wie Typ-I-Diabetiker Insulin spritzen, wenn die Bauchspeicheldrüse nicht mehr genügend Insulin produziert.

Frage: Wird der Diabetiker als solcher geboren oder erbt er lediglich die Anlage, zuckerkrank zu werden?

Schwache genetische Komponente

Mehnert: Beide Diabetes-Typen haben eine relativ schwache genetische Komponente. Der Diabetes vom Typ I tritt im Kindes- oder Jugendlichenalter auf – praktisch nie mit der Geburt – und wir wissen, daß die erbliche Penetranz bei dieser Diabetesform zum Glück deutlich geringer ist als beim Typ II. Ein Beispiel aus der Zwillingsforschung mag den genetischen Aspekt verdeutlichen: Bekommt ein eineiiger Zwilling einen Typ-I-Diabetes, erkrankt daran der andere mit exakt demselben Erbgut ausgestattete Zwilling mit einer Wahrscheinlichkeit von ungefähr 35%. Beim Typ-II-Diabetes ist der andere Zwilling dagegen zu 100% gefährdet.

Unerklärliche Selbst-zerstörung

Es spielen demnach beim Typ-I-Diabetes neben dem Autoimmungeschehen, dieser unerklärlichen, vielleicht durch Viren ausgelösten Selbstzerstörung des Insulin produzierenden Gewebes in der Bauchspeicheldrüse, zusätzliche Faktoren eine gewichtige Rolle. Beim Typ-II-Diabetes dagegen ist die Vererbung die Grundlage, wobei aber die Anlage zum Diabetes bei vielen nicht durchschlägt, wenn sie denn ein normales Körpergewicht halten. Das Übergewicht ist – darüber bestehen heute nicht mehr die leisesten Zweifel – der entscheidende auslösende Faktor des Typ-II-Diabetes, so daß es nicht verwunderlich ist, daß 90% der Zukkerkranken übergewichtig sind.

Frage: Wenn jemand mit der Veranlagung zum Typ-II-Diabetes immer normalgewichtig oder sehr schlank bliebe, würde er demnach nicht diabetisch?

Die Zahlen von 1948 sprechen für sich

Mehnert: Völlig richtig. Wir hatten 1948, als alle wenig zu essen hatten, nur ein Zehntel der Diabetiker, die wir heute haben. Und das geht fast nur auf das Konto der Typ-II-Diabetiker. In Deutschland leben heute etwa 4 Millionen Diabetiker, davon 200.000 vom Typ I und 3,8 Millionen vom Typ II, von denen nach längerer Krankheitsdauer 500.000 insulinbedürftig geworden sind. Diesen Unterschied muß man sich immer vor Augen halten.

Frage: Schützt das Normalgewicht bei vorhandener genetischer Veranlagung garantiert vor dem Typ-II-Diabetes oder sind weitere Faktoren am Ausbruch der Krankheit beteiligt?

Keine Garantie

Mehnert: Es gibt leider keine Garantie, denn 10 % der entsprechend Veranlagten bekommen ihren Diabetes auf alle Fälle – auch ohne Übergewicht.

Frage: Wie stehen die Chancen für einen Typ-II-Diabetiker, wenn er sein Übergewicht total abbaut?

Mehnert: Die Krankheit kann buchstäblich verschwinden, sie geht sozusagen auf Tauchstation, bricht allerdings erneut aus, wenn der Patient wieder zunimmmt. Wir kennen viele Patienten, die engagiert und einsichtig waren und sehr stark abgenommen haben: Ihr Diabetes war dann mit herkömmlichen Methoden nicht mehr nachzuweisen. Für viele Patienten, leider nicht für sehr viele, ist dies ein Anreiz, konsequent abzunehmen und das dann niedrige Körpergewicht zu halten.

Auf Tauchstation

Frage: Profitiert auch ein bereits insulinpflichtiger Typ-II-Diabetiker von der Gewichtsabnahme?

Mehnert: Ja. Eine ganze Reihe von Patienten, die 40 oder 60 Einheiten Insulin spritzen mußten und dann 20 bis 30 kg abnahmen, benötigen oft nicht nur kein Insulin mehr, sondern auch keine anderen Medikamente, weil ihr Stoffwechsel unter diätetischen Ernährungsbedingungen ausgeglichen bleibt. Das sind für den Arzt die schönsten Fälle.

Profit für den Stoffwechsel

Frage: Funktioniert diese erfolgreiche Behandlung, bei der es entscheidend auf die Einsicht und den

Spätschäden kaum noch reversibel

guten Willen des Patienten ankommt, auch noch, wenn bereits Folgeschäden aufgetreten sind?

Mehnert: Diese Spätschäden sind kaum mehr ungeschehen zu machen. Eine ausgedehnte Netzhauterkrankung oder eine Nierenfunktionsstörung sind nicht mehr reversibel. Neue Daten weisen darauf hin, daß beispielsweise die Erkrankung der großen Blutgefäße positiv beeinflußt werden kann, wenn bei einem Patienten das Cholesterin stark gesenkt wird, wenn dessen Arteriosklerose auf einem zu hohen Cholesterinspiegel beruht, oder auch wenn der Diabetes besser eingestellt wird. Bei den Patienten mit langjähriger Krankheitsdauer sind wir allerdings schon glücklich, wenn die Krankheit nicht weiter fortschreitet.

Der Auslöser des Diabetes ist unbekannt

Frage: Kennt man den Auslöser, der den Autoimmunprozeß beim Typ-I-Diabetes in Gang setzt?

Mehnert: Das weiß man beim Diabetes ebensowenig wie bei all den anderen Autoimmunerkrankungen. Man weiß auch nicht, warum der Organismus Antikörper mit dem Auftrag bildet, die Insulinproduktion in den Langerhans'schen Inseln zu zerstören. Als Beleg für diesen Krankheitsprozeß kann man zwar Insulin- und Inselzell-Antikörper im Blut messen – eine teure Methode, mit der man den Typ-I-Diabetes bereits im Vorstadium erkennen kann –, aber unbekannt ist, warum die Antikörper gebildet werden. Man weiß, daß bestimmte Virusinfekte wie Röteln oder Mumps bei Typ-I-Diabetikern häufig in der Vorgeschichte auftreten – keineswegs bei allen –, und deshalb kann aus dem gehäuften Auftreten nur geschlossen werden, daß es vielleicht irgendeines noch gänzlich unbekannten Virusanstoßes bedarf, um den Prozeß in Gang zu setzen.

Vielleicht ein Virus-Anstoß

Frage: Richten sich die Antikörper sowohl gegen die Insulin produzierenden Zellen als auch gegen das Insulin selbst?

Mehnert: Es ist fatal, aber es gibt beides.

Fatal

Frage: Besteht dann nicht auch die Gefahr, daß die Antikörper sich gegen das von außen zugeführte Insulin richten und es zerstören?

Mehnert: Das geschieht nicht, weil es sich um Autoinsulin-Antikörper handelt, die sich speziell gegen das körpereigene Insulin richten. Erfreulicherweise sprechen die Typ-

Gutes Ansprechen auf Insulin

I-Diabetiker auf das gespritzte Insulin sehr gut an.

Frage: Wenden wir uns wieder den 3,8 Millionen Typ-II-Diabetikern zu, von denen sehr viele erheblich dazu beitragen können, ihre Krankheit »auf Tauchstation« zu schicken. Mit welchen Spätkomplikationen muß andernfalls am häufigsten gerechnet werden?

Hohes Infarkt-Risiko

Mehnert: Mit einer Nephropathie (Nierenerkrankung), einer Retinopathie (Augenhintergrundserkrankung), einer Neuropathie (Nervenleiden) und mit einer ausgeprägten Makroangiopathie, der Arteriosklerose, die bei Diabetikern frühzeitiger, häufiger und verstärkter auftritt. So ist zu berücksichtigen, daß Diabetiker zwei- bis dreimal häufiger einen Herzinfarkt oder einen Schlaganfall erleiden als Nicht-Diabetiker.

Frage: Handelt es sich, einmal abgesehen von der Arteriosklerose, bei allen anderen Späterkrankungen des Diabetikers um Mikroangiopathien, um Erkrankungen kleiner und kleinster Gefäße?

Polyneuropathie

Mehnert: Ja, bis auf die Polyneuropathie, bei der es sich um eine eigene, die Nerven betreffende Stoffwechselstörung handelt.

Frage: Ist es für den Typ-I-Diabetiker ebenso wichtig, ein normales Gewicht zu haben und zu halten, wie für den Typ-II-Diabetiker?

Ein folgenschwerer Fehler

Mehnert: Bei den Patienten mit Typ-I-Diabetes sieht es insofern anders aus, als sie von vornherein und ein Leben lang Insulin brauchen, und zwar unter allen Umständen. Was die Diätetik betrifft, muß auch der Typ-I-Diabetiker lernen, mit der Ernährung richtig umzugehen. Ich halte es für einen folgenschweren Fehler, wenn man diesen Patienten erlaubt, zu essen, was sie wollen, nach dem Motto: sie können die Insulin-Dosis ja entsprechend anpassen. Geht man so vor, wird man zwei Umständen nicht gerecht: Eine wirklich gute, ausgeglichene Stoffwechsellage kann nur bei Abstimmung von Nahrung, Insulin, Muskelarbeit und Selbstkontrolle erzielt werden, und – das ist noch wichtiger – es laufen auch normalgewichtige Typ-I-Diabetiker Gefahr, übergewichtig zu werden, wenn sie ständig gegen ihre Unterzuckerungen anessen. Der dicke Typ-I-Diabetiker aber hat eine ganz schlechte Prognose, weil zum Diabetes noch der Risikofaktor Übergewicht hinzukommt.

Gefährliches Übergewicht

Nahrungsmengen im Griff haben

Obwohl manches für den Typ-I-Diabetiker gelockert werden konnte – z. B. ist der Zeitpunkt der Nahrungszufuhr mit dem Spritzen des Insulins oder der Insulinpumpe abzustimmen –, sollten sie Diät halten. Sie müssen zumindest ihre Nahrungsmengen im Griff haben, damit sie nicht mehr essen als sie verbrauchen, und sie sollten bestimmte Regeln einhalten: viele kleine Mahlzeiten und den gewöhnlichen Zucker, der Blutzuckerspitzen verursacht, möglichst ganz weglassen. Das Süßungsbedürfnis des Diabetikers läßt sich hervorragend mit Süßstoff oder Zuckeraustauschstoffen befriedigen.

Frage: Tasten wir uns an die diätetischen Empfehlungen für den Typ-II-Diabetiker heran. Was ist am wichtigsten?

Abnehmen ist am wichtigsten...

Mehnert: Die wichtigste Forderung, die an die 90% Übergewichtigen zu stellen ist, heißt Gewichtsabnahme. Wie das erreicht wird, ist relativ egal; die Personenwaage ist wichtiger als die Küchenwaage. Obskure Diäten, bei denen Mangelzustände vorprogrammiert sind, sollten vermieden werden, und ob der Patient an einem Tag mal mehr oder weniger Kohlenhydrate aufnimmt,

ist weniger wichtig als das unterkalorische Essen.
Als Regeln gelten: viele kleine Mahlzeiten, Zucker vermeiden, kohlenhydratreich, fettarm und eiweißbeschränkt essen. Viel Kohlenhydrate deshalb, weil sie den Stoffwechsel im Vergleich zur fettreichen Kost verbessern und nicht atherogen wirken.

...und viele kleine Mahlzeiten

Frage: Also Brennstoffe ohne allzuviel Energie?
Mehnert: Genau. Vor allem sind Ballaststoffe wichtig. Eiweißbeschränkte Kost ist deshalb empfehlenswert, weil eiweißreich ernährte Diabetiker eher eine Nierenerkrankung entwickeln, so daß die Nahrung nicht mehr als 15% Eiweiß (etwa 0,8 g pro kg Körpergewicht), 50 bis 55% Kohlenhydrate und 30 bis 35% Fett enthalten sollte. Mit anderen Worten: viel Brot, Kartoffeln, Gemüse, Salate, Obst und möglichst wenig Fett. Beim Fett sollten die einfach und mehrfach ungesättigten Fettsäuren bevorzugt werden. Für Salate empfehlen sich hochwertige pflanzliche Öle. Man sollte wissen, daß das meiste Fett in versteckter Form aufgenommen wird, vor allem als Fleisch und Wurst. Fleisch- und Wurstwaren sind für Diabetiker li-

Nicht mehr als 15% Eiweiß schont die Nieren

mitiert, und dadurch wird auch die Fett- und Eiweißaufnahme automatisch reduziert.

Frage: Diese Ratschläge entsprechen bis auf die Eiweißbeschränkung – eukalorisch für Normalgewichtige, subkalorisch zum Abnehmen – den 10 Regeln der Deutschen Gesellschaft für Ernährung für eine gesunde Ernährung der Gesunden...

Locker vegetarisch

Mehnert: Das ist sehr gut, daß Sie das sagen. Es ist wirklich so, daß sich eine typische Ernährungstherapie für den Diabetiker kaum von den Richtlinien unterscheidet, die wir für den Nicht-Diabetiker ganz allgemein anstreben, wobei die beste Kost sicher die vegetarische ist. Nicht die strenge veganische, sondern eine ballaststoffreiche vegetarische Kost mit dem sehr wichtigen und guten Milcheiweiß, aber ohne Fleisch und ohne tierisches Fett. Selbstverständlich kann der Diabetiker aber auch eine vernünftige Diät einhalten, die nicht streng vegetarisch ist.

Ein erster Schritt

Frage: Wer seine Ernährung von normal auf vegetarisch umstellt, beginnt automatisch bewußter zu leben und damit wäre beim Diabetiker schon viel gewonnen. Könnte

ein vegetarischer Tag in der Woche ein erster, richtiger Schritt sein?
Mehnert: Ja, natürlich.

Frage: Darf der Diabetiker unbeschränkt Obst essen oder wird dies durch den Fructosegehalt limitiert?

Auch Obst enthält Kalorien

Mehnert: Es gibt Obstsorten wie Birnen beispielsweise, die reichlich Fructose enthalten, im Gegensatz zu Äpfeln mit einem niedrigen Fruchtzuckergehalt. Der Fruchtzucker-, Ballaststoff- und Vitamingehalt des Obstes machen es zu empfehlenswerten Nahrungsmitteln, aber ihr Kaloriengehalt muß natürlich berücksichtigt werden.

Frage: Wie schwer tun sich Typ-II-Diabetiker, wenn sie zum ersten Mal mit ihrer Krankheit konfrontiert werden und ab sofort alles, was sie essen und trinken, berechnen müssen?

Umgang mit der BE

Mehnert: Die Erfahrung zeigt, daß das Abnehmen nicht immer ganz einfach ist – vor allem eine erreichte Gewichtsabnahme auch dauerhaft beizubehalten. Da der Typ-II-Diabetiker in der Regel übergewichtig ist, muß er abnehmen. Die Kalorieneinsparung steht also im Vordergrund. Der Umgang mit Kohlenhydrat-Austauscheinheiten, den

Broteinheiten (BE), ist meist nicht erforderlich. Dagegen wird Typ-I-Diabetikern und medikamentös behandelten Typ-II-Diabetikern in jedem Fall die Orientierung an der Schätzeinheit BE verordnet. Sie dient dazu, Lebensmittelmengen, die 10 bis 12 g verwertbare Kohlenhydrate enthalten, gegeneinander auszutauschen. So können die Kohlenhydrate besser über den Tag verteilt werden, um mögliche Blutzuckerschwankungen nach oben wie unten abzufangen.

Frage: Der Diabetes an sich ist ein gravierender Risikofaktor. Was bedeutet es, wenn ein oder mehrere Risikofaktoren hinzukommen wie Übergewicht oder eine Hyperlipidämie?

Risikofaktoren potenzieren sich

Mehnert: Die Framingham-Studie hat gezeigt, daß sich das Gesamtrisiko beim Zusammentreffen von zwei Risikofaktoren nicht verdoppelt, sondern noch höher liegt. Das Risiko steigt nicht linear an, sondern exponentiell, so daß eine Bündelung von Risikofaktoren besonders ernst zu nehmen ist. Die Möglichkeiten, bestimmte Risikofaktoren auszuschalten, sind heute hervorragend: Der Diabetes und die Hypertonie können gut behandelt werden, das Rauchen kann man aufgeben, die Übergewichtigen können abnehmen und die Hyperlipoproteinämie ist mit Diät oder hochwirksamen Medikamenten in den Griff zu bekommen. Lediglich bei der Genetik, dem Lebensalter und dem Geschlecht, können wir nicht eingreifen, aber umso mehr müssen wir die anderen Dinge ausnützen und Risikofaktoren ausschalten.

Frage: Haben Sie ein Patentrezept, wie Diabetiker am erfolgreichsten dazu motiviert werden können, sich richtig zu ernähren?

Viele lange Gespräche und Schulungen

Mehnert: Es bedarf vieler langer Gespräche und Schulungen. Mein Ziel ist, dem Patienten vorzuführen, daß allein durch diätetische Maßnahmen – ich spreche jetzt vom Typ-II-Diabetiker – der Blutzucker sinkt und er damit nicht medikamentengläubig wird, sondern primär den Wert der Ernährungstherapie erkennt. Ich motiviere ihn damit, daß sich seine subjektiven Beschwerden wie Durst, vermehrtes Wasserlassen, Abgeschlagenheit, Müdigkeit, Mattigkeit zurückbilden und damit, daß er vermutlich keine Medikamente mehr benötigen wird. Die wichtigste Motivation wird vom

Patienten am wenigsten akzeptiert, das ist der Hinweis auf sonst mögliche Spätschäden, die erst nach vielen Jahren auftreten.

Frage: Welchen Stellenwert hat die Blutzuckerselbstkontrolle?

Den Blutzucker selbst kontrollieren

Mehnert: Für die insulinspritzenden Patienten ist sie enorm wichtig – das habe ich vor vielen Jahren selbst nicht glauben wollen. Die Patienten können anhand der Blutzuckerselbstkontrolle ein Risiko ausschalten, die Hypoglykämie, die für sie privat oder beruflich katastrophal sein kann.

Frage: Warum wird der Begriff »Metabolisches Syndrom«, die Kombination von früher Arteriosklerose, Hypertonie, Hyperlipoproteinämie, Adipositas und gestörter Glukosetoleranz, so kontrovers diskutiert?

Ein wertvoller Begriff

Mehnert: Ich halte den Begriff für sehr wertvoll, denn er umschreibt eine Situation, die dem Ausbruch des Typ-II-Diabetes vorausgeht. Menschen mit einer angeborenen Insulinresistenz erwerben sich durch ihre Fettsucht eine zusätzliche Insulinresistenz, die eine Mehrsekretion von körpereigenem Insulin bedingt. Dieser Komplex von

Insulinresistenz und Mehrsekretion von Insulin ist keine gute Kombination, weil die Fettsucht durch hohe Insulinspiegel konserviert wird, die großen Blutgefäße geschädigt werden, die Blutfette unter dem Einfluß der hohen Insulinspiegel ansteigen und es gewisse Zusammenhänge mit der Hochdruckentstehung gibt.

Wohlstands-
syndrom

Ich halte den Begriff, man kann auch Wohlstandssyndrom sagen, deshalb für so wichtig, weil er uns zum präventivmedizinischen Denken und Handeln bereits in der Phase vor dem Ausbruch des Diabetes zwingt: Durch kontinuierliche körperliche Tätigkeit und Gewichtsabnahme ist die Insulinresistenz so herunterzusetzen, daß sich der Diabetes wohlmöglich gar nicht erst manifestiert.

Frage: Welche diätetischen Fehler unterlaufen den Diabetikern am häufigsten?

Der
Kardinalfehler
schlechthin

Mehnert: ...daß übergewichtige Diabetiker nicht abnehmen, weil sie mehr essen, als sie verbrauchen. Das ist der gröbste und gravierendste Fehler überhaupt. Das Zweite ist die zu fettreiche Ernährung, wobei die Komposition der Nährstoffe nicht stimmt. Und der dritte Fehler ist die mangelnde Abstimmung von

Nahrungszufuhr und Insulingabe mit erheblichen Stoffwechselschwankungen, was daran liegen kann, daß sie zu selten essen oder das Falsche.

Nepomuk Zöllner

Es ist keinesfalls nur das Fleisch, das eingeschränkt werden muß

Nepomuk Zöllner, München

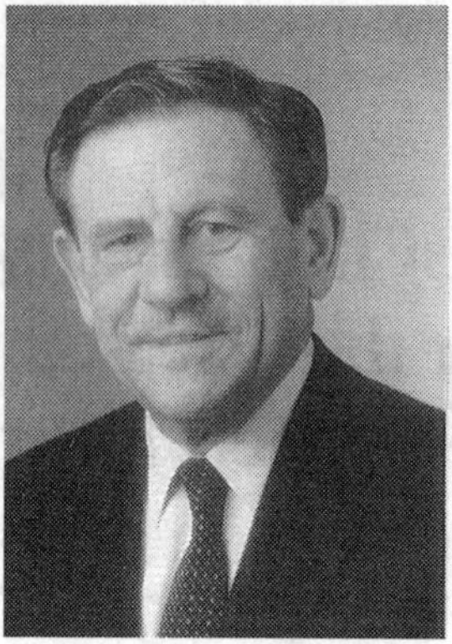

Professor Dr. med. Nepomuk Zöllner ist einer der international anerkannten Spezialisten für Stoffwechselkrankheiten, darunter auch für die Gicht. Der seit 1991 emeritierte Ordinarius der Universität München ist besonders stolz darauf, daß zwei Nobelpreisträger, André Cournand und Fedor Lynen, seine Lehrer waren und darauf, daß er vor gut 15 Jahren die Molekulargenetik als Forschungsschwerpunkt in München etabliert hat – heute ein Gebiet, auf dem Deutschland führend in Europa ist. Eine Ehre ganz besonderer Art war für den gebürtigen Bayern aus Leidenschaft die Verleihung des Bayerischen Verdienstordens durch Franz Joseph Strauß.

Frage: Gichtpatienten neigen in der Regel zur Leibesfülle, müssen aber für den üppigen Genuß oft äußerst schmerzhafte Gichtanfälle in Kauf nehmen. Handelt es sich bei der Gicht tatsächlich um eine reine Wohlstandskrankheit?

In schlechten Zeiten...

Zöllner: Die Gicht ist im Verlauf der letzten 100 Jahre in verschiedenen Ländern immer wieder vergessen worden. Das hängt mit wirtschaftlichen Krisenzeiten oder Hungersnöten zusammen. Die Gicht ist tatsächlich eine Krankheit des Wohlstands, wobei Wohlstand nicht mit Reichtum gleichzusetzen ist, denn was sich heute jeder Arbeiter leisten kann, ist historisch gesehen schon Wohlstand.

...nur sehr wenige Fälle

In den Kriegen ist die Gicht unglaublich stark zurückgegangen, und es war außerordentlich schwierig, Fälle zu finden, so daß bekannte Stoffwechselforscher gesagt haben, »das waren alles Irrtümer unserer Väter, die Gicht gibt's gar nicht«. Einige Gichtfälle gab es aber dennoch und sie beweisen, daß die Gicht vielerlei Ursachen hat. Es gibt, wenn auch extrem selten, echte angeborene Enzymdefekte, klassische Stoffwechselkrankheiten.

Frage: Wie häufig tritt die Gicht als

echte Stoffwechselkrankheit, unabhängig von äußeren Einflüssen, auf?

Extrem seltene Formen

Zöllner: Das geht weit unter die Promillegrenze. Selbst wir als Spezialklinik haben nur etwa 30 Fälle der häufigsten der seltenen Formen von klassischen Stoffwechselkrankheiten in den letzten 30 Jahren gesehen; andere seltene Formen kennen auch wir nur aus der Literatur. Die Existenz dieser angeborenen Defekte zeigt aber, daß die Gicht eben nicht nur eine Krankheit des Wohlstands ist, sondern auch eine angeborene Stoffwechselstörung sein kann, die absolut durchschlägt, gleichgültig, was ein Mensch ißt.

Frage: Gibt es diagnostische Methoden, den angeborenen Defekt von einer »angefutterten« Gicht zu unterscheiden?

Bekannte Enzyme

Zöllner: Ja, denn die verantwortlichen Enzyme sind bekannt und die Tests sind einfach. Neuerdings kann man viele dieser Krankheiten auch mit Hilfe der Molekulargenetik feststellen.

Frage: Gilt die klare Unterscheidung der einzelnen Krankheitsformen nur dem wissenschaftlichen Interesse oder profitiert der Patient auch davon?

Zöllner: Das hat mit der Therapie sehr viel zu tun, weil diese Kranken, und wie gesagt, es sind wenige unserer Gichtkranken, nur medikamentös zu behandeln sind, weil Diät nichts bewirkt.

Wichtig für die Therapie

Frage: Wenden wir uns der Mehrzahl der Gichtpatienten zu. Ist ihre üppige Lebensweise allein für die Krankheit verantwortlich?

Zöllner: Die meisten Gichtiker kommen aus der interessanten Gruppe der angeborenen Stoffwechselstörungen des Erwachsenen, wo Vererbung und Umwelt zusammenwirken. Diese Krankheiten reichen von der Schizophrenie über Fettstoffwechselstörungen bis zur Gicht. Ohne genetische, also angeborene Veranlagung kann man sich die Gicht kaum anfuttern.

Umwelt und Vererbung Hand in Hand

Wenn ich einmal abschweifen darf, hier liegen die zukünftigen Probleme der Ernährungsforschung: Das Zusammenwirken der angeborenen Stoffwechselregulierung mit dem Lebensmittelangebot und anderen Dingen, die von außen auf den Menschen einwirken. Es ist ein noch ungelöstes, aber phantastisch interessantes Problem.

Frage: Kann man bereits im Kindesalter nachweisen, ob diese genetische Veranlagung vorhanden ist, ob die Entwicklung der Gicht vorprogrammiert ist?

Gestörte Harnsäureausscheidung

Zöllner: Nein. Während man die seltenen Enzymdefekte schon im Nabelschnurblut feststellen könnte – wenn man wollte –, ist uns der bei den meisten Fällen der Gicht vorliegende Defekt nicht direkt zugänglich, und zwar deshalb, weil es sich um eine Störung der Harnsäureausscheidung handelt, die sich zunächst einmal nur in der Niere bemerkbar macht. Die Niere ist aber ein Organ, das sich für Tests nicht gut eignet. Wir hoffen, mit den Möglichkeiten der Molekulargenetik der Lösung dieses Problems näherzukommen.

Gicht-Familien

Bisher wissen wir nur, daß die Gicht in Familien läuft, daß die Veranlagung dominant vererbt wird, was häufig sehr schwer zu beweisen ist, weil immer wieder Armutsperioden auftreten. Der Großvater kann die Gicht beispielsweise nicht gehabt haben, weil er die Veranlagung nicht hatte oder in einer armen Zeit gelebt hat. Die Veranlagung können Männer und Frauen an ihre Kinder weitergeben, aber bei der Frau geht es wie bei den Blutern: Sie bekommt die Gicht meistens nicht, sondern vererbt sie lediglich.

Frage: Wie ist dieser weibliche Schutz vor der Gicht zu erklären?

Östrogene schützen

Zöllner: Die Frau ist durch die weiblichen Hormone, die Östrogene, bis zu den Wechseljahren vor der Gicht geschützt, während der Mann mit der Entwicklung seiner Gicht bereits mit 20 beginnt.

Frage: Tritt die Gicht bei den meisten Menschen nicht erst sehr viel später auf?

20 Jahre bis zum Ausbruch

Zöllner: Das ist richtig, denn es handelt sich um eine Krankheit, die sich etwa 20 Jahre lang sozusagen still entwickelt, so daß der Mann die ersten Gichtanfälle mit 45 bis 50 Jahren erleidet, die Frau frühestens mit 65.

Frage: Wenn man an die »Betenden Hände« von Albrecht Dürer denkt – gehörte seine Mutter zu diesen Frauen?

»Gicht«-Knoten sind keine Gicht...

Zöllner: Je älter der Mensch ist, desto häufiger beginnt die Gicht an den Händen. Bei jüngeren Leuten beginnt sie an den Füßen. Die sog. Gichtknoten, wie sie der deutsche Volksmund nennt, haben mit Gicht allerdings nichts zu tun. Das Wort

...sondern Altersarthrose

Gicht ist älter als die Kenntnis über die Krankheit. Schon Luther spricht von Gichtbrüchigen, dabei kannte man damals die Gicht als anfallsweise Gelenkkrankheit noch gar nicht; sie wurde erst im 17. Jahrhundert erkannt und beschrieben. Die gichtischen Knoten, die Dürer malte, entsprechen dem Lutherdeutsch, nicht dem medizinischen Fachdeutsch. Es handelt sich dabei um eine Altersarthrose, die fast jeder bekommt, wenn er nur alt genug wird; sie hat aber mit der Harnsäure nichts zu tun.

Frage: Die meisten Gichtpatienten haben also eine angeborene Veranlagung, die Gicht zu entwickeln, wenn sie sich zu gut ernähren. Was genau bewirkt die zugrundeliegende Stoffwechselstörung?

Aus ungelöster Harnsäure entstehen Kristalle

Zöllner: Sie führt zu einer Vermehrung der Harnsäure im Körper und damit zu einer erhöhten Konzentration vor allem im Blut und in anderen Körperflüssigkeiten. Bei gesunden Erwachsenen liegt die Harnsäurekonzentration unter 6,5 mg/dl. Das ist sehr wenig und entspricht einer Messerspitze Harnsäure, gelöst in einem achtel Liter Wasser. Überschreitet die Harnsäurekonzentration den Normal- oder

Grenzwert, kann sich die Harnsäure nicht mehr vollständig auflösen und es besteht die Gefahr, daß sich winzige Harnsäurekristalle bilden und in einer Reihe von Organen ablagern: in Gelenken, Knochen, Schleimbeuteln und Sehnenscheiden, in der Niere, unter der Haut und im Knorpel. Der Organismus hält die Kristalle für Fremdkörper und läßt sie deshalb von Leukozyten, den weißen Blutkörperchen, schlucken. Das bekommt den Leukozyten nicht und führt zu einer Fremdkörperentzündung, dem Gichtanfall.

Zerstörung von Gelenken

Schreitet die Krankheit fort, kann es zur Zerstörung von Gelenken kommen, zum Durchbruch von Harnsäureablagerungen nach außen (Gichtgeschwür), häufig auch zu chronischen Nierenschäden und Gefäßerkrankungen (meist Bluthochdruck).

Frage: Auf welche Weise läßt sich der Harnsäurespiegel in die Höhe treiben?

Im Mittelpunkt stehen die Purine

Zöllner: Mit Nahrungspurinen. Sie stehen praktisch im Mittelpunkt aller diätetischen Überlegungen, weil die Harnsäure im Körper das Endprodukt des Purinstoffwechsels ist. Die Harnsäure aber kann vom menschlichen Stoffwechsel nicht mehr weiter verändert werden, sondern wird ausgeschieden. Purine, die in Körpergeweben entstehen oder dorthin gebracht werden, können also nur in Form von Harnsäure wieder von dort entfernt werden. Reichlich angebotene Nahrungspurine führen automatisch zum Anstieg der Harnsäurekonzentration.

Frage: Sie haben den Purinstoffwechsel erwähnt. Was sind – vereinfacht dargestellt – Purine?

Wenn Zellen zugrunde gehen...

Zöllner: Es handelt sich dabei um organische Verbindungen aus der Nukleinsäure des Zellkerns. Nukleinsäuren der DNS (Desoxyribonukleinsäure) oder RNS (Ribonukleinsäure) sind wesentliche Bestandteile des Erbmaterials in den Zellkernen und an der Eiweißbildung beteiligt. RNS holen sich im Zellkern von der DNS Informationen und transportieren sie an Orte der Zellbildung. Gehen Zellen zugrunde, fällt viel Purin aus DNS an. Viel Purin – diesmal aus RNS – fällt auch an, wenn neue Zellen gebildet werden. Es gibt demnach zwei Arten von purinreichen Lebensmitteln: Die zellkernreichen wie Fleisch und Fisch und die schnell wachsenden Gewebe wie be-

...oder neu gebildet werden

stimmte Gemüse. Vermehrt Harnsäure kann auch anfallen, wenn Zellkerne z. B. bei einer Tumortherapie mit Zytostatika aufgelöst werden. Schmilzt der Tumor, schmelzen all seine Zellkerne und die Mehrheit der in ihnen enthaltenen Purine fallen dem Abbau anheim. Das geschieht beispielsweise auch, wenn sich eine schwere Entzündung auflöst. Als es noch keine Antibiotika gab und sich eine Lungenentzündung am 9. Tag schließlich auflöste, kam am nächsten Tag bei den Patienten mit der entsprechenden Veranlagung der Gichtanfall.

Frage: Was geschieht mit den Nahrungspurinen im menschlichen Organismus? Kann er sie verdauen?

Zwei Arten von Purinen

Zöllner: Die Purine werden im Dickdarm resorbiert, und zwar in Form von Spaltprodukten aus Nukleinsäuren, sog. Nukleotiden, wobei die Nukleotide aus der RNS viel besser resorbiert werden als die aus der DNS. Das bedeutet, daß Purine aus wachsenden Geweben stärker aufgenommen werden als z. B. Purine aus Thymus, der praktisch nur aus Zellkernen besteht.

Frage: Hat dann nicht junges Gemüse, das ja als Inbegriff von etwas sehr Gutem und Gesundem gilt, einen sehr hohen Puringehalt...

Die Portion macht den Unterschied

Zöllner: ...ja natürlich. Junges Gemüse ist etwas Gutes, solange es in normalen Portionen verzehrt wird. Ißt man sich an Gemüse satt, nimmt man genausoviel oder gar mehr Purine auf als würde man Fleisch essen. Das hat früher zu der nihilistischen Anschauung geführt »Diät hilft ja doch nichts«. Der letzte Krieg aber hat das Gegenteil bewiesen.

Frage: Kommen wir noch einmal auf die unterschiedlichen Gichtarten zurück. Es gibt die extrem seltene angeborene, klassische Stoffwechselkrankheit Gicht und es gibt sehr häufig die vererbte Veranlagung, bei zu purinreicher Ernährung eine Gicht zu entwickeln. Gibt es noch andere Formen?

Sekundäre Gicht durch...

Zöllner: Man spricht von einer sekundären Gicht, wenn die Harnsäurekonzentration ansteigt oder die renale Harnsäureausscheidung (renal = durch die Niere) abnimmt auf Grund von Krankheiten, die den Purinstoffwechsel primär gar nicht betreffen.

Frage: Stellt die sekundäre Gicht für Dialyse-Patienten eine besondere Gefahr dar?

Zöllner: Ja und nein. Die guten Nephrologen achten alle darauf, daß die Harnsäure nicht ansteigt, vor allem auch, um einer Nierensteinbildung vorzubeugen. Daneben gibt es aber noch andere funktionelle Schädigungen der Niere – und jetzt kommt das Wichtigste –, nämlich durch Alkohol.

...Alkohol...

Das Zweitwichtigste ist der Hunger, z. B. Abmagerungskuren, und das Dritte ist der Diabetes. Alle drei erzeugen eine Ketoazidose, eine im Vergleich zum Normalen überhöhte Säuerung im Körper, die zu einer Schädigung der Ausscheidungsfunktion führt. Dieser Schaden ist reversibel, das gestörte Gleichgewicht zwischen oxidierten und nichtoxidierten Substanzen im Energietransport ist jederzeit zurückdrehbar: Durch Alkoholabstinenz, durch Nahrungsaufnahme bei zu intensivem Fasten und durch eine gute Insulin-Einstellung bei Diabetikern.

...Hunger oder Diabetes...

Das bringt die Harnsäureausscheidung wieder ins Lot. Wir nutzen dies bei Abmagerungskuren. Geht der Harnsäurespiegel nicht in die Höhe, sagen wir unseren Patienten auf den Kopf zu: »Du hältst Deine Diät nicht ein«. Diese Beziehung ist zuverlässig – auch beim chronischen Alkoholiker und beim Diabetiker.

...ist wieder ins Lot zu bringen

Viele Hypothesen

Frage: Gibt es eine Begründung dafür, daß sich die ersten Harnsäurekristalle bei Jüngeren in den Gelenken der unteren, bei Älteren in den Gelenken der oberen Extremitäten ablagern?
Zöllner: Nein, aber es gibt viele Hypothesen. Zum Beispiel beträgt die Temperatur in den Füßen nur 28° C. Die Löslichkeit der Harnsäure, die wir so elegant für 36° C ausrechnen, stimmt da unten also gar nicht. Gegen diese Wärmetheorie spricht jedoch, daß bei bestimmten tropischen Völkern die Gicht besonders häufig auftritt. Auch müßte man erwarten, daß die Gicht symmetrisch auftritt. Das kommt aber so gut wie nie vor.

Lange Zeitintervalle

Frage: Gichtanfälle dauern mal ein bis zwei Tage oder in extremen Fällen bis zu mehreren Wochen. Korreliert die Dauer des Anfalls mit dem schnellen oder langsamen Absinken des Harnsäurespiegels?
Zöllner: Nein, obwohl Sie da schon ganz richtig denken. Wenn Sie beispielsweise während des Anfalls die Harnsäurekonzentration medikamentös senken, geht der Harnsäurespiegel zwar herunter, aber der Anfall geht weiter. Inzwischen wissen wir, daß eine medikamentöse The-

rapie hoher Harnsäurespiegel ein halbes Jahr erfolgen muß, bis keine Anfälle mehr auftreten. Wir müssen annehmen, daß die Harnsäurekristalle zuerst im Gewebe deponiert werden und es dann viel später erst durch irgendwelche Mechanismen zu der Entzündung, zum Anfall kommt.

Frage: Wie häufig hat ein Patient mit Anfällen zu rechnen?

Beschwerdefreie Zeiten werden immer kürzer

Zöllner: Die Gicht beginnt je nach Höhe des Harnsäurespiegels zwischen dem 30. und 65. Lebensjahr beim Mann. Die ersten Anfälle treten in der Regel in Intervallen von einem halben bis zu einem Jahr auf. Es kommt auch vor, daß jemand seine Gicht total vergißt, weil die Zeit zwischen den Anfällen absolut beschwerdefrei ist. Die Abstände zwischen den Anfällen werden immer kürzer und am Schluß kann die Gicht in eine Art Daueranfall übergehen und ist dann von Rheuma kaum noch zu unterscheiden. Es gibt aber auch Leute, die nur drei Anfälle in ihrem Leben bekommen. Das hängt sehr davon ab, wie vernünftig sie sich nach den ersten Anfällen verhalten.

Frage: Heißt das, der Patient muß

nur seine Veranlagung zur Gicht voll akzeptieren und sich dementsprechend verhalten?

Ihre Anlage akzeptieren nur die wenigsten

Zöllner: Genauso ist es. Aber es ist bewiesen, daß die meisten Patienten es nicht tun, obwohl sie scheußliche Schmerzen erleiden. Es gibt Leute, da dürfen Sie nicht durchs Zimmer gehen, weil schon die geringste Erschütterung für sie unerträglich ist. Während eines Anfalls versprechen sie alles mögliche, was sie aber in den schmerzfreien Phasen wieder vergessen. Der Anfall ist das Gewitter, der Regen aber die Zeit der Harnsäureablagerung.

Frage: Was empfehlen Sie einem 48jährigen Patienten, der mit seinem ersten Gichtanfall kommt?

Viel trinken während des Anfalls

Zöllner: Wenn es sich wirklich um einen Gichtanfall handelt, sage ich ihm im Rahmen der Anfallsbehandlung »jetzt hat Diät überhaupt keinen Sinn, trinken Sie soviel Wasser oder Säfte wie Sie können, weil das auch eine Methode ist, die Harnsäure zu senken. Über Diät reden wir später«.

Frage: Wirkt das viele Trinken diätetisch?

Diät oder Tabletten

Zöllner: Nein, diuretisch, also entwässernd. Je mehr Harn durchläuft, desto mehr Harnsäure wird mitgenommen. Nach dem Anfall sage ich meinen Patienten: »Sie haben keine andere Wahl, entweder halten Sie Diät oder Sie nehmen Tabletten«.

Frage: Kann eine konsequent durchgeführte purinarme Diät die Voraussetzungen für weitere Gichtanfälle beseitigen oder hat der Patient noch weiteres zu beachten?

Zöllner: Die Gicht beweist, daß sich der Patient unvernünftig ernährt, und deshalb rate ich ihm dringend zur Diät. Ich erkläre dem Patienten genau, daß alle Lebensmittel, die zellkernreich sind (in erster Linie natürlich alle vom Tier stammenden wie Fleisch und Fisch) – jetzt kommt etwas sehr Wichtiges –, und die regelmäßig und in größeren Mengen gegessen werden, sehr stark eingeschränkt werden müssen. In den Diät-Tabellen, die leider viele Wünsche offen lassen, steht zu lesen, daß Anchovis verboten sind oder Libbys Fleischextrakt – das ist ein Schmarrn, denn wer ißt regelmäßig viel Anchovis oder Fleischextrakt? Will man Diät halten, muß die tägliche Fleischportion stark reduziert werden: höchstens 100 g pro Tag und dazu zählen auch Fisch und Wurst. Das ist wirklich sehr, sehr we-

Zellkernreiche Nahrung weniger und seltener

Tabellen zum Vergleich nutzen

nig. Wenn der Patient es etwas herzhafter liebt, kann er auch jeden zweiten Tag 200 g verzehren – das kommt auf's gleiche heraus. Was ich genauso verbieten muß, sind die schnell wachsenden Gemüsebeetpflanzen wie grüne Bohnen, Broccoli, Blumenkohl oder auch Spargel. Die angegebenen Werte in den Nahrungsmittel-Tabellen sind zwar meist nicht sonderlich exakt, aber durchaus geeignet, um die Pflanzen untereinander zu vergleichen.

Frage: Was darf ein Gichtpatient ohne Reue überhaupt essen?

Depotstoffe sind geeignet

Zöllner: Alles, was von Pflanze und Tier als Depot angelegt wird. Milch enthält fast keine Purine, auch Zukker und weißes Mehl nicht. Öle sind völlig purinfrei, ein Ei ist eine einzige Zelle und enthält ganz wenig Purine, es sei denn, es ist angebrütet. Purinarm sind geschälter Reis, Nudeln, Weißbrot, alle Milchprodukte, Käse – auch Schimmelkäsesorten – und Kartoffeln.

Pflanzliche Fette statt tierischer

Tierische Fette sollten eingeschränkt und durch Pflanzenöle (außer Kokosfett) ersetzt werden. Als Streichfett ist linolsäurereiche Pflanzenmargarine zu bevorzugen. Und schließlich ist der fette Schinken für den Gichtpatienten witzigerweise besser als der magere, weil das Depotfett im Gegensatz zum Muskelfleisch ganz wenig Purine enthält.

Frage: Apropos Fett: Geht es nicht vorrangig um den Abbau von Übergewicht?
Zöllner: Natürlich gilt es, so wenig wie möglich, geradezu ärmlich zu essen und schlank zu werden.

Ärmlich essen

Frage: Bleiben bei dieser Diätform nicht viele wichtige Nährstoffe und Vitamine auf der Strecke?
Zöllner: Nein. Milch liefert die Vitamine A, B_2 und D, alle Obstsäfte und vor allem Zitrusfrüchte sind als Vitamin-C-Lieferanten erlaubt, auch Kartoffeln enthalten viel Vitamin C. Pflanzliche Öle und Margarine liefern das Vitamin E und die essentielle Linolsäure.

Nährstoffe und Vitamine

Frage: Wir haben schon vom Alkohol gesprochen, den Gichtpatienten meiden sollten. Ist es nicht gerade für ältere Menschen sehr schwer, dies zu beherzigen?
Zöllner: Ja, man trinkt abends ganz gern etwas. Der Merksatz lautet: Was der Verkehrsrichter bei den jetzigen Richtlinien noch toleriert, also 0,8 Promille, ist dem Gichtiker erlaubt. Dadurch wird die Harnsäure-

Alkohol wie im Verkehr

ausscheidung noch nicht beeinträchtigt. Ein minimaler Alkoholspiegel tut der Harnsäure nichts; nur drei Maß Bier, das geht nicht.

Frage: Wenn man sich schon etwas Alkohol gönnt, sollte man bestimmte Alkoholika in jedem Falle meiden?

Zöllner: Alkoholika sind fast alle gleich zu bewerten, entscheidend ist der Alkoholgehalt. Die Ausnahme ist das Bier, weil es von der Gärung her eine Menge Purine enthält und damit für den Gichtpatienten zusätzlich zum Alkoholgehalt gefährlich ist. Auch enthält es viele Kalorien.

Bier ist purinreich

Frage: Sie haben gesagt, kaum ein Patient schafft es, seine Diät korrekt einzuhalten. Wie effektiv ist eine medikamentöse Therapie?

Zöllner: Es ist richtig, letztlich bleiben nur die Tabletten zur Senkung des Harnsäurespiegels. Das funktioniert ganz ausgezeichnet.

Verläßliche Funktion

Frage: Heißt das: Keine Gichtanfälle und trotzdem Essen und Trinken ohne jede Einschränkung wie bisher?

Zöllner: Ja, aber die Wahrheit läuft auf einen Kompromiß hinaus. Wenn die Patienten ihre Diät eini-

Gute Diät spart Tabletten

germaßen gut einhalten, benötigen sie weniger Tabletten. Auch wenn die Anti-Gichtmittel sehr nebenwirkungsarm sind, bei Überdosierungen kann es gefährlich werden. Man kann die Harnsäure ja sehr leicht bestimmen, und ich empfehle meinen Patienten, sich auf einen Harnsäurespiegel von 5,5 mg/dl einzustellen und diesen halbjährlich kontrollieren zu lassen.

Dosierung nach Bedarf

Die Tabletten haben natürlich die wunderbare Eigenschaft, anfallsauslösenden Anlässen kulinarischer Art den Effekt zu nehmen. Vor Kongressen oder Familienfeiern dosiert man halt etwas höher. Bedarfsgerecht. Die Patienten können das ganz gut. Das Allopurinol beispielsweise hat eine Halbwertszeit von 24 Stunden. Es ist egal, ob man es morgens oder abends nimmt. Auch, wenn man es mal für einige Stunden vergißt, passiert weiter nichts. Schlimm ist nur, es gar nicht zu nehmen.

Frage: Herr Professor Zöllner, zum Schluß noch eine etwas provokante gesundheitspolitische Frage: Die meisten Gichtpatienten könnten bei strikter Diätbefolgung anfalls- und damit beschwerdefrei sein. Wäre es nicht statthaft zu fordern, daß sie ihre Medikamente, wenn sie denn welche haben möchten, künftig selbst bezahlen?

Leben wie ein Franziskanermönch?

Zöllner: Nein. Wenn sich der Gichtiker verhält wie Otto Normalverbraucher, bekommt er die Gicht. Vom Raucher, der auch zur Kasse gebeten werden soll, wird nur verlangt, sich wie ein Nichtraucher zu verhalten. Vom Gichtpatienten müßte man verlangen, daß er sich wie ein Franziskanermönch ernährt, nicht einmal wie ein Benediktiner. Andererseits muß man natürlich sagen, eine Solidargemeinschaft ist eine Zweibahnstraße und man kann von den Menschen verlangen, daß sie sich gesundheitsgerecht verhalten. Ob man sie, wenn sie es nicht tun, zur Kasse bitten darf, das weiß ich nicht.

Manfred Schattenkirchner

Die vegetarische Kost ist ein wichtiges Prinzip für den Rheumatiker

Manfred Schattenkirchner, München

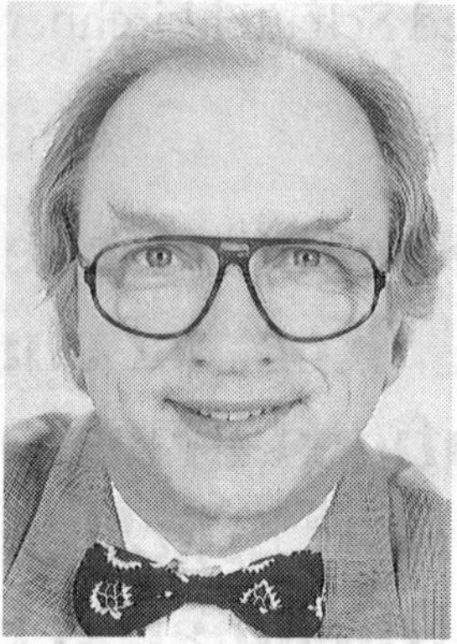

Die Rheumatologie ist in Deutschland seit langen Jahren mit Professor Dr. med. Manfred Schattenkirchner eng verbunden. Der gebürtige Bayer und ehemalige Präsident der Deutschen Gesellschaft für Rheumatologie ist nicht nur Herausgeber des Standard-Lehrbuches »Klinische Rheumatologie« und der »Zeitschrift für Rheumatologie«, sondern leitet als geschäftsführender Arzt die Rheuma-Einheit der Münchener Universitätsklinik, die er selbst ab 1984 aus der seit 1960 bestehenden Rheuma-Ambulanz aufgebaut hat. Unter dem gemeinsamen Dach der Rheuma-Einheit arbeiten die Ordinarien für Innere Medizin, Orthopädie und Physikalische Therapie interdisziplinär eng zusammen. So ist denn heute der Hauptschwerpunkt der Tätigkeit des Rheuma-Experten die klinische Rheumatologie neben wissenschaftlicher Forschung und Lehre.

Frage: Was der Volksmund Rheuma nennt, ist für den Arzt ein Sammelbegriff, hinter dem sich viele verschiedene Krankheiten verbergen, die auch differenziert behandelt werden müssen. Haben alle rheumatischen Krankheitsbilder einen ernährungsbedingten Aspekt?

Übergewicht wirkt äußerst ungünstig

Schattenkirchner: Wenn wir eine grobe Einteilung vornehmen, machen die degenerativen rheumatischen Erkrankungen mehr als 70% aus und die entzündlichen etwa 20 bis 30%. Die degenerativen Krankheiten sind altersbedingt und gekennzeichnet durch Abnützungserscheinungen der Wirbelsäule und der großen tragenden Gelenke. Auf ihren Verlauf wirkt es sich äußerst ungünstig aus, wenn die Patienten übergewichtig sind und mit dem allzu hohen Körpergewicht neben Gelenken und Wirbelsäule auch noch Bänder, Sehnen und Muskeln zusätzlich belasten. Insofern gilt es bei all diesen degenerativen Erkrankungsformen als erstes, Normalgewicht zu erreichen und im übrigen die ideale Ernährung zu empfehlen, die auch für alle Gesunden gilt. Die rein degenerativen Erkrankungen sind weder als Stoffwechselkrankheit im engeren Sinn noch als eine durch Diät zu beeinflussende Stoffwechselstörung zu verstehen.

Frage: Was ist in diesem Zusammenhang über die entzündlich-rheumatischen Erkrankungen zu sagen?

Eine Fülle verschiedener Krankheitsbilder

Schattenkirchner: Es gibt da eine Fülle von verschiedenartigsten Krankheiten. Vorwiegend bei Jugendlichen und Menschen im mittleren Lebensalter kann ein Infekt eine entzündlich-rheumatische Krankheit auslösen. Ein Beispiel hierfür ist eine reaktive Arthritis nach einem Harnwegsinfekt. Dabei handelt es sich um vorübergehende, passagere Krankheiten, für die eine langfristige Beeinflussung durch eine bestimmte Ernährungsform ohne Bedeutung wäre. Während der Krankheit wird, wie bei den meisten anderen akuten Krankheiten auch, eine kalorien- und vitaminreiche, gut verdauliche und ausgewogene Idealernährung empfohlen. Etwas anders sieht es bezüglich einer sinnvollen Diät bei chronisch-entzündlichen rheumatischen Krankheiten wie dem chronischen Gelenkrheumatismus aus, dieser sich schleichend verschlimmernden, die Gelenke zerstörenden

Krankheit, unter der in Deutschland fast eine Million Menschen zu leiden haben.

Frage: Welche prophylaktischen Maßnahmen empfehlen sich für diese Patienten?

Schattenkirchner: Da man die Ursache der chronischen Polyarthritis nicht kennt, weiß man auch nicht, was man vorbeugend tun könnte, um die Erkrankung zu verhindern. Da man jedoch weiß, daß alle möglichen Streßfaktoren am Anfang dieser Krankheit stehen können, bleibt als prophylaktischer Ratschlag nur, so gesund wie möglich zu leben. Eine schlechte Ernährung und ein stressiges Leben können zum Ausbruch der Krankheit beitragen, wenn eine Disposition für diese ätiologisch ungeklärte Krankheit vorhanden ist, und können sich unter Umständen ungünstig auf den Krankheitsverlauf auswirken. Fast jeder Patient mit chronischer Polyarthritis fragt »Was kann ich von mir aus tun? Gibt es eine spezielle Diät?« Dabei schwebt immer der Gedanke mit, den die menschliche Gesellschaft seit über 100 Jahren hegt – seit der Zusammenhang zwischen Gicht und Ernährung entdeckt wurde und man weiß, daß der

Ursache: unbekannt

Verzehr von Fleisch und Innereien die Harnsäure ansteigen läßt –, daß für andere Gelenkerkrankungen ähnliches gelten müßte.

Patienten-Hoffnungen

Von der erfolgreichen diätetischen Behandlung von Gichtpatienten stammt die Hoffnung der Patienten mit anderen rheumatischen Krankheiten, daß auch sie entsprechend behandelt werden könnten. Vieles, auch Unsinniges, ist in diesem Zusammenhang diskutiert worden. Wenn der Patient aber sagt, »mir geht es viel besser, wenn ich dies so und so mache«, und ich sehe, daß seine Diät nicht extrem gegen die modernen Ernährungsempfehlungen verstößt, rede ich ihm natürlich seine eigene spezielle Diät nicht aus.

Frage: Kann man daraus schließen, daß es eine Rheumadiät schlechthin gar nicht gibt?

Keine Ernährungsabhängigkeit

Schattenkirchner: Eine solche globale Frage kann heute nur klar und deutlich mit »Nein« beantwortet werden. Die Experten sind sich einig, daß weder Ursache noch Verlauf der chronischen Polyarthritis ernährungsabhängig sind. Nur bei Gichtpatienten ist eine spezielle (purinarme) Diät von entscheidender Bedeutung. Bei degenerativen Gelenkerkrankungen ist eine Diät nur bei gleichzeitig vorhandenem Übergewicht angezeigt. Die Ernährung von normalgewichtigen Patienten mit chronischer Polyarthritis sollte eher kalorien- und eiweißreich sein und einen angemessenen Gehalt an Calcium, Eisen und Vitaminen haben. Individuelle diätetische Maßnahmen können für einige spezielle Patienten empfehlenswert sein; daraus sind aber keine generellen Empfehlungen für alle Rheumapatienten abzuleiten.

Diät als Teil eines Weltbildes

Auf der anderen Seite ist »Rheumadiät« nicht nur eine Frage der Ernährung und der damit behandelbaren Krankheit, sondern sie ist häufig Teil eines Weltbildes, das durch ein chronisches Leiden verändert wird. Unter diesem Aspekt kann Diät im positiven Sinne auch Teil einer Bewältigungsstrategie sein.

Frage: Gibt es eine Erklärung für die immer wieder berichteten Erfolge bei Rheumapatienten durch Heilfasten oder die Umstellung auf eine überwiegend vegetarische Ernährung?

Tierische Produkte feuern den Prozeß an

Schattenkirchner: Bringt man einen arthritischen Patienten durch unterkalorische Kost in einen Hungerzustand, schaltet er auf einen minimalen Stoffwechsel, einen reduzierten Grundumsatz um. Dadurch läuft auch das Entzündungsgeschehen auf langsameren Touren, so daß die Schmerzen nachlassen. Nur, wenn der Patient dann wieder richtig ißt, normalisiert sich auch die Stoffwechsellage und der entzündliche Prozeß kommt wieder voll in Gang, wobei dieser Mechanismus besonders durch den Verzehr tierischer Produkte wie Fleisch und Wurst angefeuert wird. Stellt man die Nahrung des chronischen Polyarthritikers auf lacto-vegetabile Kost um, so daß er zwar alles hat, was er benötigt – Vitamine, Mineralien, Kohlenhydrate und Eiweiß –, aber keine oder nur wenig tierische Produkte, wirkt dies in gewisser Weise entzündungshemmend. Vielen Patienten geht es einfach besser, wenn sie auf tierische Produkte überwiegend verzichten.

Frage: Handelt es sich dabei nur um ein subjektives Gefühl oder gibt es auch wissenschaftliche Belege dafür?

Eine gute Empfehlung

Schattenkirchner: Das ist empirisch belegt. Es liegen inzwischen genügend Erfahrungen mit dieser Ernährungsform vor, daß man sie guten Gewissens empfehlen kann, zumal es sich um keine einseitige, sondern um eine durchaus vollwertige, ausgewogene und gesunde Ernährung handelt.

Frage: Wie funktioniert dieser Antrieb des Entzündungsgeschehens durch die Nahrung?

Eiweiß bringt den Stoffwechsel auf Touren

Schattenkirchner: Wenn man beispielsweise viel tierisches Eiweiß zu sich nimmt, erhöht sich der Grundumsatz, die Körpertemperatur steigt und es steckt sozusagen einfach mehr Dampf hinter allen Stoffwechselvorgängen, so daß der Organismus und damit auch die Entzündung auf Hochtouren laufen. Entzündungen sind energieverbrauchende Prozesse mit gesteigerter Durchblutung und Enzymaktivität. Führen Sie tierisches Eiweiß und Fett als Energiespender zu, ist es so, als ob Sie eine kalte Batterie aufwärmen, um sie leistungsfähiger zu machen. Geizen Sie dagegen mit dieser Art der Energiezufuhr, kann ein entzündlicher Prozeß durch eine lactovegetabile Ernährung etwas reduziert werden, weil der Stoffwechsel unter ihr insgesamt etwas langsamer, etwas gemächlicher abläuft. Dieses wichtige Prinzip ist inzwischen generell akzeptiert und wird den Patienten als begleitende Maßnahme empfohlen.

Fischöl-Fettsäuren können von Nutzen sein

Frage: Kann die Entzündung außer durch Weglassen tierischer Produkte aus dem Speiseplan zusätzlich durch weitere ernährungsbedingte Maßnahmen gebremst werden?

Schattenkirchner: In diesem Zusammenhang haben wir ein vom Bundesministerium für Forschung und Technologie unterstütztes Projekt mit mehrfach ungesättigten Fischöl-Fettsäuren (Omega-3-Fettsäure oder Eicosapentaensäure) durchgeführt. Man weiß heute, daß die verantwortlichen Entzündungsmediatoren (Eicosanoide) aus der Arachidonsäure gebildet werden. Die mehrfach ungesättigten Omega-3-Fettsäuren können in den Arachidonsäure-Metabolismus eingreifen und die Produktion der Prostaglandine hemmen. Wird die Prostaglandinproduktion reduziert, hemmt dies die Entzündung. Die sog. nicht-steroidalen Antiphlogistika hemmen den Prostaglandin-Stoffwechsel besonders ausgeprägt, allerdings unter Inkaufnahme einer Reihe unerwünschter Nebenwirkungen; in einem allerdings geringen Ausmaß bewirken die mehrfach ungesättigten Omega-3-Fettsäuren also ebenso eine Hemmung der Prostaglandinsynthese ohne wesentliche Nebenwirkungen. Insofern kann die Zufuhr dieser Substanzen, in relativ großen Mengen, eine unterstützende Rolle haben.

Frage: Arachidonsäure und Entzündungsmediatoren, Prostaglandin-Metabolismus und Entzündungshemmung durch Omega-3-Fettsäuren... können Sie uns dies so kompliziert klingende Geschehen genauer erklären?

Am Anfang stehen ein Immunprozeß...

Schattenkirchner: Das ist nicht ganz einfach. Bei der chronischen Polyarthritis werden aufgrund eines immunologischen Prozesses Stoffwechselprodukte der Arachidonsäure freigesetzt. Bei ihnen handelt es sich um Prostaglandine, Thromboxan, Lipoxine und Leukotriene, die als Entzündungsmediatoren wirken, d. h. sie lösen die entzündlichen Reaktionen an den Gelenken aus und bestimmen deren Ausmaß.

...und die Arachidonsäure

Die Arachidonsäure steht am Anfang dieser ineinandergreifenden Stoffwechselvorgänge, weshalb man auch von der sog. Arachidonsäure-Kaskade spricht. Besonders reich an Arachidonsäure sind tierische Lebensmittel wie Fleisch und Wurst, so daß der Arachidonsäuregehalt im Organismus von der Menge des Verzehrs tierischer Produkte bestimmt wird. Ein Verzicht auf diese Produkte senkt den Arachidonsäuregehalt im Blut und wirkt dadurch entzündungshemmend. Auch eine reduzierte Freisetzung von Entzündungsmediatoren durch nicht-steroidale Antiphlogistika oder Omega-3-Fettsäuren drosselt entzündliche Prozesse. Bei den Fischöl-Fettsäuren benötigt man allerdings sehr große Mengen, um die gewünschte Wirkung zu erzielen; Mengen, die im Rahmen einer normalen Ernährung niemandem zuzumuten sind. Ein Hering am Tag ist beispielsweise zu wenig.

Lacto-vegetabile Kost von Vorteil

Die Überlegungen gehen heute in die Richtung, den Patienten eine lacto-vegetabile Kost zu empfehlen. Der Eiweißbedarf sollte vermehrt über Fischeiweiß gedeckt werden und tierische Fette sollten gegen Pflanzenfette mit mehrfach ungesättigten Fettsäuren, wie sie in hochwertigen Pflanzenmargarinen enthalten sind, ausgetauscht werden.

Frage: Wir sprechen in diesem Zusammenhang nur von den Patienten mit chronischer Polyarthritis...

Viel Fleisch ist wenig sinnvoll

Schattenkirchner: ...und Patienten mit anderen chronisch-entzündlichen Erkrankungen. Für diese Patienten ist es sinnvoll, um es noch einmal kurz zusammenzufassen, nicht zu viel zu essen, tierische Produkte weitgehend zu meiden und zur Schonung der Gelenke nicht übergewichtig zu sein.

Auf den Calciumgehalt achten

Bezüglich eines zu reichlichen Fleischgenusses ist noch ein anderer Aspekt wichtig: Fleisch enthält kaum Calcium, das der Organismus benötigt, um beispielsweise bezüglich der Osteoporose eine günstige Ausgangsposition zu haben. Trinken Sie einen Liter Milch, nehmen Sie mehr Calcium auf, als wenn Sie ein halbes Schwein essen. Grundsätzlich ist für die Patienten mit chronisch-entzündlichen Gelenkerkrankungen eine lacto-vegetabile Kost ohne aufheizende tierische Produkte mit mehr Milch, Obst, Gemüse, Fisch und hochwertigen Pflanzenfetten geeignet.

Frage: Wir haben von dem entzündungshemmenden Effekt des Hungerns gesprochen. Da Dauerfasten wohl keinem Menschen zuzumuten ist, wäre für den chronischen Polyarthritiker beispielsweise ein Fastentag pro Woche eine gute Alternative?

Langsamer Abbau von zuviel Gewicht

Schattenkirchner: Ein Fastentag bringt keinen Vorteil. Man muß schon mehrere Tage oder Wochen richtig hungern, um die Entzündung abzumildern. Fastet ein Patient mit starken Schmerzen einen Tag lang, leidet er neben den Schmerzen auch noch unter dem Hunger. Sinnvoll ist nur der Rat, das Übergewicht langsam abzubauen und nach und nach die Ernährung auf eine lacto-vegetabile Kost umzustellen. Damit die Lebensqualität des Patienten unter diesen Änderungen nicht leidet, ist schrittweises Vorgehen das Mittel der Wahl.

Frage: Würden Sie bei dieser Diät auch den Verzehr von Eiern erlauben, also eine ovo-lacto-vegetarische Kost?

Eier in Maßen

Schattenkirchner: In Maßen ja, nicht aber das tägliche Frühstücksei, sondern vielleicht zweimal pro Woche.

Frage: Vom cholesterinreichen Ei zum Übergewicht. Sind Rheumatiker eher schlank oder überwiegend zu dick?

Die Krankheit nimmt den Appetit

Schattenkirchner: Die Patienten mit chronischer Polyarthritis sind viel häufiger normal- als übergewichtig. Zu Beginn der Erkrankung geht ihnen meist der Appetit verloren und sie verlieren auf diese Weise schnell 5 bis 10 kg Körpergewicht. Die Schmerzen und die verordneten

Medikamente nehmen ihnen weiterhin den Appetit. Nachts schlafen sie oft schlecht und jemand, der nachts nicht schlafen kann, verbraucht viel mehr Energie, als wenn er abschaltet und tief schläft. Oft haben die Patienten über lange Phasen auch eine leicht erhöhte Körpertemperatur, wodurch ebenfalls Energie verbraucht wird. Dies alles führt dazu, daß Patienten mit chronischer Polyarthritis selten – natürlich gibt es Ausnahmen – übergewichtig sind.

Frage: Dann trifft für diese Patienten also zu, daß sie sich kalorienreich ernähren sollen?

Schlechte Chancen für ein neues Gelenk

Schattenkirchner: Ja, aber nicht überkalorisch. Anders sieht es bei Arthrosepatienten aus. Sie neigen zur Übergewichtigkeit. Sehr ungünstig ist es z. B., wenn eine Hüftoperation geplant ist. Dann muß vorher gründlich Gewicht reduziert werden, weil die Chancen für das neue Gelenk von vornherein schlecht wären, wenn es mit Übergewicht belastet würde. Außerdem müssen Arthrotiker vor einer derartigen Gelenksoperation dazu angehalten werden, ihre Muskeln zu trainieren, um z. B. der neuen Hüfte einen besseren Start und eine längere Lebensdauer zu ermöglichen.

Besondere Aspekte bei Kindern

Frage: Sind für Kinder mit chronischer Polyarthritis besondere Aspekte von Bedeutung?

Schattenkirchner: Bei Kindern gibt es ungefähr 5 verschiedene Arthritis-Arten, wovon eine der chronischen Polyarthritis des Erwachsenen entspricht. In Bezug auf die Ernährung empfiehlt man für Kinder: ausreichend Eiweiß, Kohlenhydrate in richtig ausgewählter Form und auch nicht zu viel Fleisch. Aber viel Milch, weil man bei Kindern, die mit Kortikoiden behandelt werden, in der Wachstumsphase im Hinblick auf eine spätere Osteoporose zusehen muß, daß sie genügend Calcium bekommen. Kortikoide reduzieren die Calciumaufnahme und fördern die Calciumausscheidung. Eine optimale Calciumversorgung ist in der Wachstumsphase deshalb so wichtig, weil in dieser Zeit das Maximum an Knochendichte aufgebaut wird.

Frage: Prof. Kruse meint, daß man mit diesem Maximum an Knochendichte um das dritte Lebensjahrzehnt herum möglichst ganz oben auf dem Berg sein sollte, um eine sehr lange Abfahrt vor sich zu haben...

Calcium-Bilanz

Schattenkirchner: ...richtig, und dann kommt natürlich ein Kind mit einer Entzündungskrankheit, die eine Medikation erfordert, die auf die Calcium-Bilanz einen negativen Einfluß hat, sehr leicht in Schwierigkeiten.

Frage: Warum erkranken Frauen – das Verhältnis Frauen zu Männern beträgt 3 : 1 – so viel häufiger an der chronischen Polyarthritis?

Offene Fragen zur Genetik

Schattenkirchner: Dafür gibt es keine Erklärung, denn die Genetik ist bei beiden Geschlechtern gleich und es sieht nicht so aus, als ob es sich um eine geschlechtsgebundene Genetik handelt. Die Gene des HLA-Systems, zu dem es bei der chronischen Polyarthritis Assoziationen gibt, liegen jedenfalls nicht auf den Geschlechtschromosomen. Die hormonelle Situation könnte indes eine Rolle spielen, weil die chronische Polyarthritis bei der Frau häufig nach Schwangerschaften oder auch nach der Menopause beginnt. Man weiß auch, daß Hormone an sich und auch Schwankungen im Hormonhaushalt die immunologische Situation beeinflussen können, und insofern wird bei Frauen vielleicht durch diese schwankenden, sich verändernden hormonellen Situationen dieser immunologische Prozeß leichter in

Gang gesetzt. Man vermutet heute, daß die chronische Polyarthritis durch ein Virus angestoßen wird, das schon lange Zeit im Organismus ist, bevor die Krankheit ausbricht.

Frage: Gehören auch die sog. Kollagenosen zu den chronisch-entzündlichen Krankheitsbildern?

Bei Kollagenosen...

Schattenkirchner: Ja, das sind ebenfalls chronisch-entzündliche Krankheiten, die sich mittels krankhafter Veränderungen verschiedener bindegewebiger Strukturen systemisch ausprägen. Die Ursachen für das Auftreten von Kollagenosen kennt man nicht, weiß aber, daß wohl eine genetische Veranlagung vorhanden sein muß und daß es sich um eine immunologisch bedingte Erkrankung handelt, weil bei den betroffenen Patienten Auto-Antikörper im Blut nachzuweisen sind. Die Sammelbezeichnung Kollagenosen umfaßt beispielsweise den Systemischen Lupus erythematodes, die Progressive Sklerodermie und andere sehr seltene Krankheiten, die ebenso wie andere Immunstörungen zum Teil auch in bösartige Krankheiten übergehen können.

...eine nicht belastende Kost

Es handelt sich nicht um ernährungsabhängige Krankheiten, so daß für sie meines Erachtens dasselbe Prinzip wie bei der chronischen Polyarthritis gilt: eine möglichst nicht belastende, vitamin- und mineralstoffreiche Nahrung und wenig tierisches Eiweiß, um die Entzündung nicht noch zusätzlich anzuheizen.

Frage: Gibt es für Rheumapatienten neben dem Rat, sich überwiegend vegetarisch zu ernähren, weitere ganz allgemeine Empfehlungen, die sich beispielsweise auf das Rauchen oder Alkoholtrinken beziehen?

Schattenkirchner: Wissen Sie, viele Patienten halten ihre chronische Krankheit – das ist eine Urphilosophie des Menschen – für eine Strafe und kasteien sich in der Hoffnung auf Besserung. In diesem Denken unterstütze ich meine Patienten nicht. Mein Anliegen ist, daß sie so wenig Beschwerden wie möglich haben und Funktionsverlusten vorbeugen, damit sie ihr Leben auch mit der Krankheit noch genießen können im Sinne von »life quality«. Auch in der Chronizität der Krankheit besteht noch eine gewisse Balance. Vorhanden ist zwar diese die Entzündung unterhaltende Störung, aber bestimmte Regelmechanismen funk-

Selbstkasteiung in der Hoffnung auf Besserung

Meide Kummer und Schmerz

tionieren noch, die es zu stützen gilt. Meine allgemeinen Ratschläge lauten demnach: Schlafen Sie ausreichend und regelmäßig, ernähren Sie sich vernünftig, verzichten Sie weitgehend auf tierische Nahrungsmittel, nehmen Sie Ihre Medikamente und lassen Sie sich nicht gehen, machen Sie die physikalische Therapie und Bewegungstherapie und schauen Sie, daß Sie belastenden Situationen aus dem Wege gehen nach dem Motto »meide den Kummer und meide den Schmerz«. Die Erfahrung zeigt, daß die Krankheit besser zu beherrschen ist, wenn der Streß abgebaut wird oder ganz wegfällt. Es ist individuell jedoch sehr verschieden, auf welche Art der einzelne mit seiner Krankheit am besten zurechtkommt. Was dem einen nützt, kann dem anderen schaden.

Gotthard Schettler

Über allen Risikofaktoren stehen die erhöhten Blutfette

Gotthard Schettler, Heidelberg

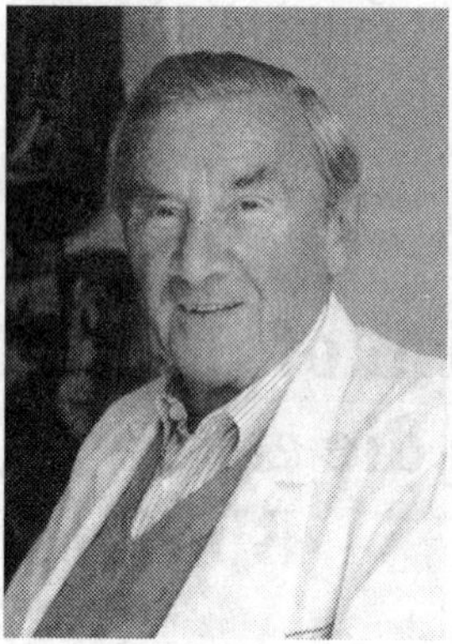

Professor Dr. med. Gotthard Schettler, international anerkannter Spezialist für Gefäßerkrankungen, hat sich über 40 Jahre lang mit den Problemen der Arteriosklerose befaßt. Er war aktiv in Forschung, Lehre und klinischem Praxisalltag tätig und veröffentlichte mehr als 800 wissenschaftliche Arbeiten; aus seiner Feder stammen unter anderem aber auch für Laien geschriebene Gesundheits-Ratgeber, zahlreiche Gedichte und seine spannenden Lebenserinnerungen. Über 20 Jahre war er Ordinarius für Innere Medizin und Direktor der Ludolf-Krehl-Klinik an der Universität Heidelberg, wo er viele Mediziner ausgebildet hat, die stolz darauf sind, Schettler-Schüler zu sein. Ihn selbst befriedigt heute am meisten, daß er vielen Patienten auch in sehr schwierigen Situationen helfen konnte.

Frage: Um zu verstehen, welchen Einfluß die Ernährung auf das menschliche Gefäßsystem hat, möchten wir Sie bitten, uns das Wichtigste über Aufbau und Funktion des Herz- und Kreislaufsystems zu erklären. Wie funktioniert dieses System beim Gesunden?

Ein weit verzweigtes Röhrensystem

Schettler: Herz und Gefäße bilden ein geschlossenes System, das den Organismus über die Arterien ausreichend mit Blut versorgt. Das Herz pumpt das Blut durch ein über den gesamten Organismus verzweigtes Röhrensystem. Je weiter die abzweigenden Arterien vom Herzen entfernt sind, desto zarter und enger werden sie und münden schließlich in Arteriolen und Haargefäße, die Kapillaren; durch die Kapillarwände findet der Stoffaustausch in den Geweben statt und von hier aus fließt das Blut in das venöse Abflußsystem.

Optimale Druckverhältnisse

Das Herz muß für einen optimalen Druck in dem Röhrensystem sorgen, damit das Blut überall dort ankommt, wo es dringend gebraucht wird. Diese Zielorte sind das Gehirn, das Herz, die Nieren sowie die übrigen Organe und auch die Randbezirke des Organismus, die Peripherie, über die vor allem unsere Gliedmaßen versorgt werden.

Keine so große Rolle spielen die zu den Eingeweiden führenden Arterien, weil es in diesen Bereichen viele Umwegsarterien gibt, die einen totalen Ausfall der Durchblutung verhindern. Besonders gefährdete Bezirke sind die sogenannten Endarterien an der Peripherie, die keine Verzweigungen mehr haben.

Wie eine bewässerte Wiese

Ein berühmter Pathologe veranschaulichte dies einmal sehr eindrucksvoll: »Ein Gefäßsystem ist wie eine bewässerte Wiese und die letzten Kanälchen, die die Wiese versorgen, sind besonders wichtig. Wenn sie verstopfen, kommt es zu Katastrophen«.

Frage: Von der grünen Wiese zurück zum Menschen: Kommt es zum Infarkt, wenn diese Arterien verstopfen?

Infarkt heißt: Verstopfte Gefäße

Schettler: Grob gesagt ist dies die Situation eines Hirn- oder Herzinfarktes, denn Infarkt heißt nichts anderes, als daß Gefäße verstopft sind, die ein Zielorgan versorgen sollen. Das lateinische Verb *infarcire*, auf Italienisch *infarcile,* heißt verstopfen und wird von den Metzgern Italiens auch für das Stopfen der Wurst benutzt. Um im Bild zu bleiben: Der Wurstdarm ist sozusagen das Blutgefäß, die Wurst der

Gefäßinhalt. Prinzipiell muß man davon ausgehen, daß zwei Faktoren zu einer Gefäßkrankheit führen, die wir unter dem Begriff der Arteriosklerose zusammenfassen: die Gefäßwand selbst und der Gefäßinhalt. Die Gefäßwand kann sich verhärten und verdicken und auch der Blutdurchfluß kann gestört sein. Wenn das Blut zu stark eingedickt ist, fließt es zu langsam; es können sich Blutpfröpfe, sog. Thromben, entwickeln, die dann nicht nur das Gefäß verstopfen, sondern sich auch an der Gefäßwand anheften und dadurch den Querschnitt der Arterie verkleinern. Ist die Durchblutung nicht mehr gewährleistet, entwickelt sich ein erhebliches Mißverhältnis zwischen Organleistung und Blutzufluß, bis die Organfunktion gänzlich zusammenbricht und es beispielsweise zum Herzstillstand kommt.

Frage: Zusammenbrüche von Organfunktionen passieren in der Regel plötzlich und schnell. Was geschieht im Organismus, bevor es zur Katastrophe kommt?

Schettler: Ein Infarkt kommt nie aus heiterem Himmel. Der Krankheitsprozeß entwickelt sich über Jahre oder Jahrzehnte. Allmählich

Nie aus heiterem Himmel

engen sich die Gefäßbahnen ein und es treten nach und nach Versorgungsschwierigkeiten auf. Insbesondere funktioniert die lebenswichtige Sauerstoffversorgung immer schlechter, aber es herrscht auch Mangel an anderen Nähr- und Brennstoffen, die für den reibungslosen Betrieb des Organismus notwendig sind.

Vom Fluß zum Rinnsal

Nicht immer endet der Krankheitsprozeß in einem totalen Gefäßverschluß, sondern die Gefäße können so eingeengt werden, daß der Blutfluß zu einem müden Rinnsal wird. Sind dann mehrere, gebündelt verlaufende Gefäße betroffen, ist die notwendige Versorgung des Organismus ebenfalls nicht mehr gewährleistet.

Frage: Welche frühen Warnzeichen künden einen Herzinfarkt oder Schlaganfall an? Auf welche Symptome sollte man achten?

Blutdruck kontrollieren

Schettler: Sehr wichtig ist, den Blutdruck regelmäßig zu kontrollieren, denn manche Ausfälle der Zielorgane sind durch Blutdruckschwankungen, z. B. hohe Blutdruckspitzen, bedingt.

Wichtige Warnzeichen

Warnzeichen für Herz- oder Hirninfarkt sind fast identisch mit denen der Arteriosklerose: Immer mal wieder auftretende Beklemmungserscheinungen, Druck im Brustbereich, Durchblutungsnot des Gehirns und Sehstörungen, Flimmern vor den Augen, aber auch Konzentrationsstörungen sowie depressive Verstimmungen, die man sich nicht erklären kann. Sehr wichtig ist auch ein anderer Aspekt: Bei Patienten, die mit spitzem Finger auf einen Punkt an der Brustwand zeigen und sagen, »hier habe ich Herzschmerzen«, handelt es sich um kein Infarkt-Warnzeichen, sondern um rein funktionelle Beschwerden.

Dumpfer Druck und Schmerz

Der Infarkt äußert sich durch einen breit ausgewalzten dumpfen Druck und Herzschmerz, der katastrophal werden kann, sich aber auch in andere Bereiche erstreckt wie beispielsweise die linke Schulter, den Oberbauch und insgesamt den Brustraum. Auch schwere Rückenschmerzen sind oft Zeichen eines Infarktbeginns. Typisch ist dann die Steigerung der Symptome innerhalb von Minuten oder Stunden und diese Zeit ist die allerwichtigste Phase, weil mit modernen Maßnahmen der Blutpfropfauflösung das Geschehen heute innerhalb einer Stunde annuliert werden kann.

Schnell handeln

Deshalb ist schnelles Handeln so wichtig, wenn man spürt, daß mit dem Herzen etwas nicht in Ordnung ist. Der Spezialist kann schnell feststellen, ob da etwas im Busche ist oder nicht. Und: Der Patient oder seine Angehörigen müssen wirklich darauf bestehen, sofort behandelt zu werden. »Ich vermute, ich habe etwas Ernsthaftes am Herzen und bitte behandeln Sie mich sofort. Mein Arzt hat mir gesagt, daß es stark auf die Zeit ankommt.«

Frage: Schnelle Hilfe kann das Herzinfarktgeschehen so gut wie ungeschehen machen. Gilt das auch für den Schlaganfall?

Feiner abgestimmte Anzeichen

Schettler: Es kommt auf die Art des Schlaganfalls an. Bei einer massiven Hirnblutung mit akutem Gefäßverschluß oder einer Einrißblutung, weil das Gefäß infolge langjährigen Bluthochdrucks brüchig geworden ist, stehen die Chancen nicht gut. Die Warnzeichen, die einen Herzinfarkt ankündigen, gelten auch für das Gehirn – allerdings noch viel feiner abgestimmt. Jeder merkt, wenn er immer schlechter sieht oder hört, zunehmend unter Schwindel, Fallneigungen oder schweren Schlafstörungen leidet.

Vorsorge kann Schlimmes verhindern

Diesen Zeichen muß man frühzeitig nachgehen, denn sie weisen deutlich darauf hin, daß die Durchblutung zum Gehirn in den Zubringerarterien gestört ist. Gezielte Vorsorgemaßnahmen durch den Spezialisten können vielfach Schlimmes verhindern.

Frage: Wenn wir Vorsorge treffen wollen, müssen wir also die Gefäßwand selbst günstig beeinflussen und gleichzeitig für einen optimalen Blutdurchfluß sorgen?

Blutfette behindern den Blutfluß

Schettler: Ja, und besonders wichtig ist, die Substanzen, die den Blutfluß behindern, abzubauen oder auf niedrigem Niveau zu halten. Dabei handelt es sich um die Blutfette in ihren verschiedenen Abwandlungen und Zusammensetzungen, aber auch – und das wird leider oft vergessen – um gerinnungsfördernde Substanzen im Blut, das Fibrinogen. Sind diese Gerinnungssubstanzen massiv erhöht, so werden sie ein Teil des sog. *Risikobündels.* Diesen Begriff habe ich bereits 1949 geprägt und er meint das Zusammentreffen von Hochdruck, Fettstoffwechselstörungen, Übergewicht, Durchflußstörungen und auch seelischem Streß.

Risikobündel wirkt durchschlagend

Dieses Risikofaktorenbündel wirkt besonders durchschlagend, wenn das Blut gerinnungsfördernde Substanzen enthält. Ein einfaches Bei-

Ein Beispiel aus China

spiel, das richtungweisend für eine sinnvolle Ernährung ist, mag dies verdeutlichen: Vor 10 Jahren haben wir erstmals chinesische Stahlarbeiter untersucht, die wir im Abstand von 5 Jahren nachuntersucht haben. Obwohl diese 40 bis 59 Jahre alten Stahlarbeiter starke Raucher waren, hatten sie weder eine Arteriosklerose, Herzinfarkte, Durchblutungsstörungen oder einen Diabetes. Verpflanzt man die gleichen Chinesen aber aus ihrem Land nach Taiwan, Singapur oder Malaysia, entwickeln sie dort genauso Herzinfarkte wie die dort lebenden Einwohner, einschließlich der Chinesen.

Frage: Haben Sie eine Erklärung für diese Studienergebnisse?

Umwelt contra Anlage

Schettler: Die äußeren Lebensumstände spielen eine viel stärkere Rolle als anlagebedingte Faktoren. In China hat die Bevölkerung extrem niedrige Blutfettwerte und extrem niedrige Blutgerinnungswerte. Damit fehlen ihnen die Grundvoraussetzungen, die für den Gefäßverschluß verantwortlichen Thromben und sog. Atherome, cholesterinhaltige Fettpürzel, in der Gefäßwand zu bilden. Weil diese Stoffe ihrem Blut fehlen, entwickeln sie keine Arteriosklerose, und weil sie sich ideal ernähren, spielen die anderen Risikofaktoren wie beispielsweise das in China weit verbreitete starke Rauchen keine Rolle. Selbst Chinesinnen, die Antibabypillen mit hohen Hormondosierungen nehmen, was bei hohen Blutfettwerten, hohem Blutdruck und Rauchen ein zusätzliches hohes Risiko bedeutet, werden nicht gefäßkrank, weil ihre Blutfett- und Blutgerinnungswerte so niedrig sind.

Frage: Wie stehen die Chancen für Deutschland, sich diesen chinesischen Verhältnisse zu nähern?

Die Situation muß verbessert werden

Schettler: Es ist halt so, daß die Zahl der Infarkte bei uns noch extrem hoch ist. Man rechnet insgesamt mit 180.000 Infarkttoten pro Jahr und zusammen mit den stumm verlaufenden oder ausheilenden, also nicht tödlich endenden Infarkten mit 600.000 Fällen. Das ist eine ganz beträchtliche Zahl und es gilt, diese Situation zu verbessern. In den USA, in Kanada und Australien ist die Zahl der Infarkttoten bereits um ein Drittel zurückgegangen.

Erfolg ist mit Intelligenz gekoppelt

Interessanterweise hat sich dort herausgestellt, daß der Erfolg von Vorsorgemaßnahmen von einem gewissen Intelligenzgrad abhängig ist. Wer versteht, warum er etwas ändern muß, setzt dies bereitwilliger und konsequenter in die Tat um.

Frage: Wie sind die verschiedenen Risikofaktoren, die zu Gefäßschäden führen, zu bewerten?

Die Nr. 1 im Risikofaktorenbündel...

Schettler: Meistens kommen die Risikofaktoren als Bündel vor, wodurch sich das Risiko um das 8- bis 10fache bei 5 bis 6 Risikofaktoren erhöht. Es gibt, allerdings relativ selten, auch einzelne gravierende Risikofaktoren wie die schwere angeborene Fettstoffwechselstörung. Da genügt ein Risikofaktor allein. Zum Risikofaktorenbündel gehören meist der Hochdruck, andere Stoffwechselstörungen, Übergewicht und Rauchen, aber immer in Kombination mit erhöhten Blutfettwerten. Sie sind die Nr. 1, die beim Herzinfarkt zu beachten sind, was mit Einschränkung auch für den Hirninfarkt gilt. Man sollte diese Dinge aber auch nicht mit der Briefwaage oder der Feinmeßlatte beurteilen, sondern zwischen primärer und sekundärer Prävention unterscheiden. Sekundär, wenn also bereits ein gravierendes Ereignis stattgefunden hat, sind sehr strenge Maßstäbe anzulegen, während man es in der Primärvorsorge etwas legerer angehen kann. Cholesterinwerte

...sind zu hohe Blutfettwerte

von 230 bis 250 mg/dl sind, wenn noch nichts geschehen ist, durchaus tolerabel, was meist auch leicht zu erreichen ist. Alle drastischen Maßnahmen lehne ich persönlich ab.

Frage: Apropos Rauchen. Stellt für einen 50jährigen mit Normalgewicht, normalem Blutdruck und Cholesterinwerten um 200 mg/dl sowie ausreichender körperlicher Aktivität das Rauchen ein meßbares Risiko dar?

Rangliste fürs Herz

Schettler: Für den Lungenkrebs sicherlich, für den Herzinfarkt weniger. Fürs Herz heißt die Risikomeßlatte: 1. die Blutfette, 2. das Rauchen, 3. der Bluthochdruck und dann der Diabetes. Erst danach kommen Bewegungsmangel und Durchflußstörungen. Dazu aber ein Beispiel: Ein Mensch mit relativ wenig Risikofaktoren macht eine Tropenreise und verliert sehr viel Flüssigkeit, fühlt sich nicht recht wohl und bekommt plötzlich einen Herzinfarkt. Warum? Weil sein Blut so stark eingedickt ist, daß die Versorgung nicht mehr funktioniert. Diese akute Notfallsituation zeigt, wie eminent wichtig auch der ungestörte Blutdurchfluß für das Herz ist.

Frage: Das Trinken in ausreichender Menge stellt vor allem viele ältere Menschen vor Probleme...

Ältere haben oft zu wenig Durst

Schettler: ...ja, das ist merkwürdig, daß Flüssigkeitszufuhr so vielen Leuten Schwierigkeiten bereitet. Ältere Leute müssen geradezu ans Trinken herangeführt werden. Sie haben einfach keinen Durst, obwohl die Nieren die Flüssigkeit benötigen.

Frage: Ist das eine Fehlleistung des Organismus?

Zwei Liter am Tag

Schettler: Ja, so kann man es nennen. Alte Leute sollten mindestens 2 Liter am Tag trinken. Das ist eine ganze Menge, besonders, wenn man keinen Durst verspürt.

Frage: Welche Risikofaktorenmeßlatte gilt für den Schlaganfall?

Hochdruck gefährdet das Gehirn am stärksten

Schettler: Für den Hirninfarkt ist mit Abstand der Hochdruck der Risikofaktor Nr. 1, dann kommen zu hohe Blutfette, Diabetes, Übergewicht und Bewegungsmangel. Das Rauchen spielt keine so große Rolle. Über allem steht jedoch die Familienvorgeschichte. Bei einer übergewichtigen Familie mit niedrigem Blutdruck, in der es seit Jahrzehnten keinen Infarkt gegeben hat – beispielsweise bei den Churchills –, kann man auf Vorsorgemaßnahmen verzichten – aber das ist eine seltene Ausnahme.

Frage: Welche Ernährungsempfehlungen geben Sie, um Gefäßerkrankungen vorzubeugen? Gibt es eine spezielle Gefäßdiät?

Kalorien-Normwert

Schettler: Die Ernährung sollte der körperlichen Tätigkeit angepaßt sein. Ein Holzfäller braucht mehr Kalorien als ein Gelehrter. Als Normwert geht man heute von täglich 2000 bis 2500 Kalorien aus, wobei die Grundnährstoffe sowohl in der Primär- als auch in der Sekundärprävention gleichermaßen gestaffelt werden sollten.

Bewährte Fett-Drittelung

Nicht mehr als 30% der Kalorienspender sollten von den Fetten kommen und die Fette sollten, das hat sich seit Jahrzehnten bewährt, gedrittelt werden: Ein Drittel gesättigte, ein Drittel einfach ungesättigte und ein Drittel mehrfach ungesättigte Fette. Mit anderen Worten: Ein Drittel feste Fette tierischen oder pflanzlichen Ursprungs wie Fleisch, Kokosfette und Wurst, ein Drittel Olivenöl und ein Drittel mehrfach ungesättigte Fette wie sie in den meisten hochwertigen Pflanzenmargarinen und im Fisch enthalten sind. Diese Art der Fettaufteilung ist eine milde Form der sog. Mittelmeerdiät.

Schlackenreiche Kost

Ferner sollte die Kost sehr schlakkenreich sein, also viel Gemüse und faserhaltige Nahrungsmittel enthalten, und beim Eiweiß sollte hochwertiges wie Milcheiweiß, Fleisch und Geflügel bevorzugt werden. Am wichtigsten ist, relativ viel Meeresfische, möglichst zwei- oder dreimal in der Woche, zu essen. Man weiß, daß sich dadurch die Blutfettwerte senken und die Fließeigenschaften des Blutes wesentlich verbessern lassen.

Frage: Welche Substanzen im Fisch bewirken dies?
Schettler: Die mehrfach ungesättigten Omega-3-Fettsäuren.

Frage: Ist es möglich, diese Fettsäuren bei der Nahrungszubereitung negativ zu verändern?

Fett nicht quälen

Schettler: Jedes Fett geht zugrunde, wenn es gequält wird. Massives Erhitzen vertragen die mehrfach ungesättigten Fettsäuren nicht, während ihnen leichte Hitze in der Kasserole nicht schadet. Hochdampferhitzen oder Frittieren zerstört diese Fette im Gegensatz zu raschem, kurzen Anbraten in der Pfanne.

Frage: Wo liegen die Unterschiede

zwischen der deutschen und der chinesischen Normalkost?

Schettler: Die Chinesen beziehen ihr Eiweiß überwiegend aus nichttierischen Nahrungsmitteln und sie essen sehr viel Fisch und Gemüse – es gibt beispielsweise 300 verschiedene Chinakohlarten. Ferner haben die Chinesen ihre hochwertigen Sojaprodukte wie das Tofu, das sehr viel hochungesättigte Fettsäuren und in reichem Maße gut verdauliches Eiweiß enthält.

Weniger tierische Produkte

Frage: Sind die bisherigen Ernährungsempfehlungen auch für den übergewichtigen Gefäßpatienten ausreichend?

Schettler: Nein, dann muß natürlich eine Reduktionskost gegeben werden, was nicht einfach ist, gelegentlich aber doch funktioniert. Vor allem für die Sekundärprävention gilt als bester Rat, den Regeln der strikten Vegetarier zu folgen, also sogar auf den Verzehr von Eiern zu verzichten. Bei strengen Vegetariergruppen kommen Infarkte nicht vor, auch nicht die allgemeinen Krebsformen. Selbst bei den sich ovo-lacto-vegetabil Ernährenden, die Eier, Milch und auch Geflügel erlauben, sind die Ergebnisse vergleichbar optimal. Das gilt auch für

Übergewichtige sollten streng vegetarisch leben

die sog. anthroposophischen Diäten, die eine entsprechende Ernährung bevorzugen. Natürlich muß man dabei berücksichtigen, daß alle, die sich so ernähren, grundsätzlich bereit sind, gesundheitsbewußter, risikoärmer und ganz allgemein vernünftiger zu leben.

Zum Für und Wider des Alkohols

Frage: Welche Rolle spielt der Alkohol im Risikobündel?
Schettler: Er ist eine hochgradige Kalorienquelle und provoziert, im Übermaß genossen, Kreislaufstörungen. Er treibt die Triglyceride massiv in die Höhe und führt zu einer diabetischen Stoffwechsellage. Andererseits hält man heute den täglichen Genuß von ein bis zwei Drittelflaschen Bier beispielsweise oder zwei Whiskys für einen gewissen Herzschutz. Trinkt man mehr, stellen sich Stoffwechselstörungen ein, der Blutdruck steigt und die Zahl der Herz- und Hirninfarkte nimmt zu.

Wahrscheinlichkeiten

Frage: Läßt sich die protektive Wirkung des in Maßen genossenen Alkohols erklären?
Schettler: Wahrscheinlich hängt dies mit dem Alkoholgehalt an sich zusammen, der die Fließeigenschaften des Blutes verbessert. Wahr-

scheinlich gibt es auch bestimmte Inhaltsstoffe z. B. im Rotwein oder Tee, welche den Stoffwechsel der Gefäßwand günstig beeinflussen.

Die Fehler:

Frage: Welche Ernährungsfehler werden am häufigsten begangen?

Zuviel und falsch, zu fett und zu salzig

Schettler: Es wird zuviel und falsch gegessen, vor allem zu fett und zu salzreich. Das Salzfaß sollte auf keinem Tisch stehen. Ich empfehle meinen Patienten kalium- statt natriumhaltiges Salz und Magnesium, denn das scheint auch protektiv zu wirken.

Frage: Welche Vorschläge haben Sie, um die Eßgewohnheiten der Bevölkerung in Ihrem Sinne zu verbessern?

Schon in der Schule aufklären

Schettler: Es ist eigentlich ganz einfach, man muß sich der Schulkinder bedienen und sie aufklären und beeinflussen. Schickt man zu den jüngeren Schülern nicht Lehrer, sondern ältere Mitschüler, die gut im Sport sind, sich gut ernähren und nicht rauchen und die dann sagen »ich hab' heute gerade die Vereinsmeisterschaft im Tennis gewonnen, reißt Euch am Riemen und macht es wie ich, und zwar so und so«, mit solchen positiven Beispielen sind schon sehr gute Erfolge erzielt worden.

Heinrich Kasper

Richtiges Essen schützt Magen und Darm

Heinrich Kasper, Würzburg

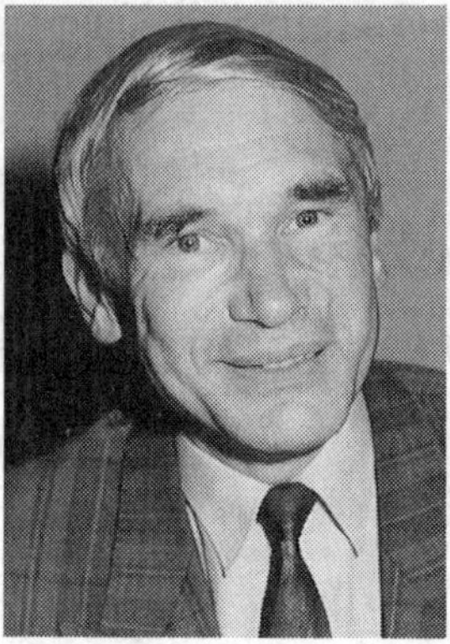

Professor Dr. med. Heinrich Kasper hat sich schon früh nach seinem Medizinstudium in Marburg, Köln, Graz und Gießen dem Grenzgebiet zwischen Gastroenterologie und Ernährungswissenschaft zugewandt. Nach Forschungsaufenthalten in England und Ostafrika kam er 1970 an die Universität Würzburg, wo er heute den von ihm selbst aufgebauten Bereich für Gastroenterologie und Stoffwechsel leitet. Außerdem untersteht ihm die Fachschule für Diätetik.

Frage: Als Laie tendiert man zu der Annahme, die Erkrankungen des Verdauungstraktes müßten die Domäne therapeutischer Ernährungsmaßnahmen sein. Was sagt der Experte dazu?

Diät in der Prophylaxe...

Kasper: Grundsätzlich kann man mit ernährungsmedizinischen Maßnahmen in der Gastroenterologie wesentlich mehr auf dem Gebiet der Prophylaxe ausrichten als in der eigentlichen Therapie. Verständlicherweise denken Laien und auch viele niedergelassene Ärzte, daß bei den verschiedenen Erkrankungen der Verdauungsorgane eine jeweils ganz spezielle Diät eingehalten werden muß.

...wichtiger als in der Therapie

Es ist auch überhaupt kein Problem, einen Patienten zu motivieren, bei einer Erkrankung des Verdauungsapparates eine Diät einzuhalten. Entdeckt man dagegen einen Patienten mit einer Fettstoffwechselstörung, der davon nichts spürt, dann ist es sehr schwer, ihn von der Notwendigkeit einer Ernährungsumstellung zu überzeugen. Haben Patienten jedoch Schmerzen oder andere Symptome, dann wollen sie geradezu Diätempfehlungen.

Dennoch gilt die früher weit verbreitete Ansicht, für jede spezielle gastrointestinale Erkrankung sei eine spezielle Diät angezeigt, heute so nicht mehr. Seit Anfang bis Mitte der 60er Jahre weiß man, daß viele dieser Erkrankungen keiner Diät bedürfen, sondern daß die Patienten sich vollkommen normal ernähren können.

Keine Diät beim Magengeschwür

Paradebeispiel ist das Magen- und Zwölffingerdarmgeschwür: Diese Geschwüre haben eine hohe Spontanheilungsrate und heilen in 80% der Fälle binnen drei Wochen ab – mit Medikamenten oder ohne, mit oder ohne Diät.

Natürlich gibt es bei bestimmten Erkrankungen Ernährungsempfehlungen, die eingehalten werden müssen, aber generell gilt: In der Prophylaxe ist der Stellenwert ernährungsmedizinischer Maßnahmen wesentlich größer als in der eigentlichen Therapie.

Frage: Dann lassen Sie uns die wichtigsten Erkrankungen des Verdauungstraktes einzeln besprechen und dabei jeweils besonderes Augenmerk auf die Ernährung legen. Welches sind die Hauptprobleme der Speiseröhre?

Gegen Speiseröhrenkrebs...

Kasper: Bei der Speiseröhre spielt die Ernährung eine ganz wesentliche Rolle im Rahmen der Karzinom-Prophylaxe, also der Verhütung von Krebs. Das gilt übrigens für alle gastrointestinalen Organe und ihre Tumoren. Risikofaktor Nr. 1 für den Speiseröhrenkrebs ist der Alkohol, insbesondere in Kombination mit inhalativem Rauchen.

...mit Antioxidantien

Heute weiß man, daß das Risiko, aufgrund dieser beiden Faktoren ein Ösophaguskarzinom zu entwikkeln, um so geringer ist, je optimaler der Organismus mit antioxidativ wirkenden Vitaminen (Beta-Carotin, Vitamin E und Vitamin C) versorgt ist. Schon aus älteren epidemiologischen Untersuchungen ist bekannt, daß Menschen selbst dann, wenn sie rauchen und trinken, seltener an diesem Krebs erkranken, wenn sie viel Obst und Gemüse essen. Zusammenfassend läßt sich sagen, daß dieser Krebs gut zu verhindern ist, daß er aber eine sehr schlechte Prognose hat, wenn er einmal entstanden ist.

Frage: Wie steht es mit der zweiten häufigen Erkrankung der Speiseröhre, der Reflux-Ösophagitis, die der Patient im allgemeinen als quälendes Sodbrennen erlebt?

Sodbrennen...

Kasper: Zum Reflux, d. h. zum Rückfluß des Magensaftes in die Speiseröhre, kommt es aufgrund eines unzureichenden Verschlußmechanismus zwischen Speiseröhre und Magen. Hier hat die Ernährung im Rahmen der Begleitmaßnahmen eine gewisse Bedeutung. Beste Voraussetzungen für den Reflux bietet die nächtliche Rückenlage, zu der die in aller Regel übergewichtigen Patienten neigen. Wenn dann noch Ernährungsfaktoren dazukommen, die den Tonus der unteren Speiseröhre herabsetzen (Alkohol, Fett und Kaffee am Abend), dann ist das Sodbrennen geradezu vorprogrammiert. Die Ernährungsempfehlungen für den Reflux-Kranken lauten: Gewichtsreduktion sowie eine eiweißreiche und relativ fettarme Ernährung. Ungünstig wirken sich Fett, Zucker, Alkohol und Kaffee auf die Erkrankung aus.

...trifft vor allem Übergewichtige

Frage: Sie haben das Magen- und Zwölffingerdarmgeschwür schon kurz angesprochen. Ist es wirklich so, daß diese Patienten heute keine Diät mehr einhalten müssen?

Rauchen reduziert Medikamentenwirkung

Kasper: Ulkus-Patienten sollten das Rauchen vermeiden, denn Rauchen reduziert u.a. erheblich die Wirkung der bei diesen Erkrankungen eingesetzten Medikamente. Essen können die Patienten, was ihnen bekommt, wobei persönliche Intoleranzen berücksichtigt werden müssen. In der Klinik geben wir eine sog. leichte Vollkost, in der wir Lebensmittel und Speisen meiden, die erfahrungsgemäß von Patienten mit gastrointestinalen Erkrankungen nicht so gut vertragen werden: frittierte Speisen, Kohlgemüse, Hülsenfrüchte, Rettich. Aus medizinischer Sicht ist diese Maßnahme jedoch nichts anderes als eine psychologische Rücksichtnahme, die mit einem nachweisbaren Effekt auf die Abheilung des Geschwürs nichts zu tun hat.

Vorsicht mit Milch beim Magengeschwür

Ein besonderes Kapitel in diesem Zusammenhang ist Milch. Warme Milch lindert zwar schnell die Schmerzen des Ulkus-Patienten, aber sie verzögert die Abheilung des Geschwürs, denn Milch enthält viel Calcium, das die Sekretion von Magensäure stimuliert, die ihrerseits den Entzündungsprozeß des Geschwürs unterhält.

Frage: Gibt es eine Kostform, die der Entstehung des Ulcus ventriculi et duodeni prophylaktisch entgegenwirkt?

Die beste Prophylaxe

Kasper: Die beste Prophylaxe ist eine vielseitige und vollwertige Ernährung entsprechend den zehn Regeln der Deutschen Gesellschaft für Ernährung. Das ist eine Kostform, die auch für die Normalbevölkerung die beste ist bzw. wäre.

Frage: Was ist zur Ernährung bei Beschwerden aus dem Komplex des Reizmagens zu sagen?

Funktionelle Magen- und Darmbeschwerden...

Kasper: Hier kann man den Reizmagen, die sog. Non-ulcer-Dyspepsia und entsprechende Beschwerden aus tieferen Abschnitten, also das irritable Colon, zusammenfassen. Diese Erkrankungen gehören in die große Kiste der funktionellen Beschwerden, die empfunden werden wie bei einem Ulkusleiden, ohne daß ein Geschwür nachzuweisen wäre.

Frage: Stellen diese Patienten nicht ein großes Problem für den behandelnden Arzt dar?

...gehen oft mit Krebsangst einher

Kasper: Ein ganz erhebliches Problem. Diese Patienten müssen ernst genommen und sehr exakt untersucht werden, denn auf der Basis ihrer Beschwerden entwickelt sich häufig auch noch eine Karzinophobie – also Angst vor Krebs. Wenn diese Patienten Vertrauen zu der Aussage ihres Arztes haben, daß kein krankhafter Befund vorliegt, können sie vielfach besser mit ihren Beschwerden funktioneller Art umgehen.

Frage: Und alle diese Patienten können essen, was sie wollen?

Ballaststoffe contra Verstopfung

Kasper: Im Grunde ja, wobei auf persönliche Intoleranzen oder Aversionen Rücksicht genommen werden sollte. Eine gewisse Ausnahme sind Patienten mit irritablem Colon, die im wesentlichen unter Verstopfung (eventuell mit gelegentlichem Wechsel zum Durchfall) leiden. Wenn hier die Ernährung auf eine ballaststoffreiche Kost umgestellt wird, dann verschwindet meist auch die Obstipation.

Frage: Wo liegen die häufigeren Probleme des Dünndarms?

Viele vertragen keinen Milchzucker

Kasper: Ein Laktasemangel, der sich als Milchzuckerunverträglichkeit äußert, ist verbreiteter als allgemein angenommen wird. Der Milchzucker, ein Disaccharid, muß in die beiden Monosaccharide gespalten werden. Wenn das hierfür zuständige Enzym Laktase nicht oder nicht ausreichend vorhanden ist, wandert der Milchzucker unverdaut durch den Dünndarm hindurch und gelangt in den Dickdarm, wo er bakteriell abgebaut wird. Dabei entstehen Gase und organische Säuren, die zu Durchfall und vielfältigen anderen Beschwerden führen können.

Laktasemangel sauber diagnostizieren

Frage: Ist Milchzucker nur in Milch enthalten oder auch in anderen Nahrungsmitteln?
Kasper: Dieses Disaccharid ist außer in Milch natürlich auch in allen Milchprodukten enthalten sowie in Milchpulver, das bei der Herstellung beispielsweise von Süßspeisen und Gebäck Verwendung findet. Die Beschwerden des relativen Laktasemangels – ein absoluter Laktasemangel ist extrem selten – werden oft mit dem irritablen Colon in einen Topf geworfen, obgleich man hier durch eine Ausschlußdiät einen Zugang zu der Erkrankung hat.

Überempfindlichkeit gegen Getreide-Eiweiß

Frage: Eine weitere Erkrankung des Dünndarms ist die einheimische Sprue. Ist sie durch geeignete Ernährung positiv zu beeinflussen?
Kasper: Die einheimische Sprue, eine Gluten-induzierte Enteropathie, ist eine Überempfindlichkeit gegen Getreide-Eiweiß. Die Vollform der Erkrankung mit häufigen Durchfällen, Abmagerung und Blähbauch ist relativ selten. Aber es gibt auch blande Verlaufsformen, bei denen nur die Getreide-Eiweiße weggelassen werden müssen, um die Symptome zum Verschwinden zu bringen. Entsprechende Diätetika – in diesem Falle Gluten-freie

Produkte – sind auf dem Markt erhältlich.

Frage: Kommen wir jetzt zum Morbus Crohn. Was ist hier an Ernährungsfragen zu beherzigen?

Kasper: Keiner weiß exakt, woher der Morbus Crohn kommt – das gleiche gilt übrigens auch für die Colitis ulcerosa. Auf ernährungsmedizinischer Seite wird hier der reichliche Verzehr von raffinierten Kohlenhydraten (Zucker, Weißmehl) diskutiert. In kleinen Therapiestudien ist ein positiver Effekt einer zuckerfreien Diät nachgewiesen worden, der jedoch in einer groß angelegten multizentrischen Studie nicht bestätigt werden konnte (diese große Studie weist allerdings erhebliche methodische Mängel auf).

Morbus Crohn...

Wenn man sich präzise ausdrücken will, muß man sagen, daß die Frage der ernährungsmedizinischen Beeinflußbarkeit des Morbus Crohn noch offen ist, so daß wir derzeit auf unsere klinischen Eindrücke oder Erfahrungen angewiesen sind, die dafür sprechen, daß man einem Teil der Patienten recht gut helfen kann, wenn man sie zu einer Diät motiviert, in der auf rasch resorbierbare Kohlenhydrate verzichtet wird. Ge-

...bereitet diagnostische und therapeutische Schwierigkeiten sichert ist das positive Ansprechen (nicht Heilung) auf Ernährung mit Astronautenkost oder auf parenterale Ernährung.

Frage: Den Krebs haben wir bei der Speiseröhre schon angesprochen, den Dickdarm (das Colon) haben wir auch schon mehrfach mit diskutiert – wie steht es um die relativ häufigen Colonkarzinome?

Dickdarmkrebs...

Kasper: Ernährungsfragen spielen die alles entscheidende Rolle in der Prophylaxe des Colonkarzinoms. Nach Einschätzung der Experten könnte die Häufigkeit dieser Krebsart in den westlichen Industrienationen um 90 Prozent reduziert werden, wenn wir uns richtig ernähren würden. Die Fehler unserer Ernährung, auf deren Basis dieser Krebs entsteht, sind einfach zu beschreiben: zu viel Fett und zu wenig Ballaststoffe. Weitere Faktoren sind sehr wahrscheinlich die häufig überkalorische Ernährung und das daraus resultierende Übergewicht sowie ein relativer Mangel an Antioxidantien.

...durch zu viel Fett und zu wenig Ballaststoffe

Wer viel Fleisch ißt, bekommt dadurch automatisch wenig pflanzliche Nahrungsmittel, die reich an Ballaststoffen und antioxidativ wirkenden Vitaminen (E, C und Beta-

Carotin) wären. Man muß sicher nicht Vegetarier werden, aber die deutliche Betonung der vegetarischen Komponente in einer vielseitigen und vollwertigen Kost schützt ganz sicher vor Darmkrebs. Der Weg vom fettreichen Essen über primäre und bakteriell entstehende sekundäre Gallensäuren hin zur Krebsentstehung ist inzwischen recht gut erforscht.

Vegetarier sind besser geschützt

Frage: Lassen Sie uns zu den übrigen Verdauungsorganen übergehen und mit der Bauchspeicheldrüse beginnen. Welches sind die Hauptursachen ihrer Entzündung, der Pankreatitis?

Kasper: Die Pankreatitis – sowohl die akute als auch die chronische – wird fast ausnahmslos durch Alkohol ausgelöst, wobei der Südländer mit seinem kontinuierlichen Alkoholkonsum weniger gefährdet ist als der Nordeuropäer mit seiner Neigung zum Wochenend-Exzess. In dieser Aussage ist der entscheidende Hinweis auf die Prophylaxe bereits enthalten. Ist eine Pankreatitis einmal da, ist sie (außer durch Alkohol-Abstinenz) entgegen der früher geläufigen Meinung durch Ernährungsmaßnahmen nicht zu beeinflussen.

Alkohol ist der größte Feind der Bauchspeicheldrüse

Diät erst bei fortgeschrittener Pankreatitis

Etwas anders stellt sich diese Frage, wenn der zerstörende Prozeß weit fortgeschritten ist und das Pankreas nicht mehr genügend Enzyme produziert, die ins Darmlumen abgegeben werden. Als erstes ist dabei die Lipase vermindert, die für die Fettverdauung zuständig ist. In dieser Phase der Erkrankung bekommen die Patienten Fettstühle – und hier ist natürlich wieder die Ernährung gefragt: Das Fett in der täglich zugeführten Nahrung muß auf das Maß reduziert werden, das vom insuffizient gewordenen Pankreas gerade noch verkraftet werden kann.

Frage: Früher gab es geradezu einen Boom an Leber-Diäten. Entspricht das heute noch dem wissenschaftlichen Erkenntnisstand?

Leber-Diäten samt und sonders wirkungslos

Kasper: In der Tat gab es früher Leber-Diäten im großen Maßstab, die teilweise auch heute noch praktiziert werden. Sie haben – abgesehen von sehr wenigen Ausnahmen, über die wir gleich noch sprechen können – jedoch keinen einer kritischen Überprüfung standhaltenden Effekt. Eine akute Virus-Hepatitis (von welchem Typ auch immer) wird weder in ihrem Verlauf noch in ihrem Übergang zur chronischen Form von der Ernährung mitbestimmt.

Natürlich muß der Alkohol weggelassen werden, ansonsten können die Patienten essen, was sie wollen. Die alte Vorstellung, viel Eiweiß würde den Verlauf chronischer Lebererkrankungen positiv beeinflussen, ist längst überholt; die exzessive Quark-Esserei stellt eine unnötige Quälerei des Patienten dar.

Nur Alkohol muß gemieden werden

Frage: Welches sind die von Ihnen angesprochenen Ausnahmen?
Kasper: Eine Diät braucht der Leberkranke in der Endphase der Leberzirrhose. Wenn die Leber als unser wichtigstes Entgiftungsorgan weitgehend zerstört ist und ihre Funktion nicht mehr ausreichend erfüllen kann, dann muß sie entlastet werden, weil es sonst zum Leberkoma kommt. Viele der zu entgiftenden Substanzen stammen aus dem Eiweißstoffwechsel. Deswegen ist eine Eiweiß-Restriktion erforderlich – genau entgegen den früheren Vorstellungen.

Ausnahmen bestätigen die Regel

Auch bei der Fettleber spielt die Ernährung eine Rolle. Die Fettleber – eine Überladung der Leberzellen mit Fett – ist voll reversibel, wenn die auslösende Ursache weggelassen wird. Auslöser sind entweder Alkohol oder eine zu hohe Energiezufuhr. Wird allerdings der richtige

Die Fettleber ist voll reversibel

Zeitpunkt verpaßt, geht irgendwann die Fettleber in eine Fettzirrhose und schließlich in eine Leberzirrhose über.

Frage: Jetzt fehlt uns bei unserem Eilmarsch durch die Verdauungsorgane noch das Gallengangsystem.

Gallensteine sind ein Wohlstandsleiden...

Kasper: Gallenwegserkrankungen konzentrieren sich ja fast ausschließlich auf die Cholelithiais, also auf Gallensteine, die eine überwiegend durch Ernährung induzierte Erkrankung darstellen. Die Gallensteinhäufigkeit in der Durchschnittsbevölkerung ist aufgrund der bei uns üblichen Wohlstandsernährung mit zu viel Energie und zu wenig Ballaststoffen in den letzten Jahren und Jahrzehnten kontinuierlich angestiegen. Damit haben Sie erneut den entscheidenden Hinweis auf die Prophylaxe.

...das kontinuierlich zunimmt

Ohne Gallenblase fast nie mehr Steine

Sind die Steine erst einmal da, hilft eigentlich nur noch deren Entfernung – mit welcher Methode auch immer. In dieser Phase der Erkrankung kann die Ernährung praktisch nichts mehr bewirken, dann ist das Kind sozusagen schon in den Brunnen gefallen. Ist die Gallenblase erst einmal entfernt, können sich bis auf seltene Gallengangsteine auch keine Steine mehr bilden. Betrachten Sie das Problem aus diesem eingeengten Blickwinkel, dann könnte ein operierter Patient künftig nach Herzenslust weiterhin essen so viel er will. Aber damit bleibt natürlich das Risiko für alle anderen nahrungsassoziierten Stoffwechselstörungen und Krankheitsmanifestationen bestehen.

Frage: Nicht alle Gallenstein-Patienten lassen sich operieren. Ist durch Ernährungsmaßnahmen das Risiko von Koliken in irgendeiner Weise zu beeinflussen?

Fett und Röstprodukte führen zu Gallenkoliken

Kasper: Wer viel Fett und viele Röstprodukte ißt, erhöht das Risiko für Gallenkoliken. Wer sich dagegen normal ernährt, z. B. nach den Regeln der Deutschen Gesellschaft für Ernährung, braucht davor keine Angst zu haben. Eine extrem fettarme Diät macht nicht weniger Koliken als eine vollwertige Kostform mit rund 30% der täglichen Nahrungskalorien aus Fett bei einer Drittelung der Fette in gesättigte, einfach ungesättigte und mehrfach ungesättigte Fettsäuren – was gegenüber der bei uns üblichen Ernährung insgesamt eine Reduktion der Fettzufuhr um rund ein Viertel bei gleichzeitiger Bevorzugung pflanzlicher Fette bedeutet.

Mehr pflanzliche Fette

Hans-Peter Kruse

Fehlendes Calcium macht den Knochen brüchig

Hans-Peter Kruse, Hamburg

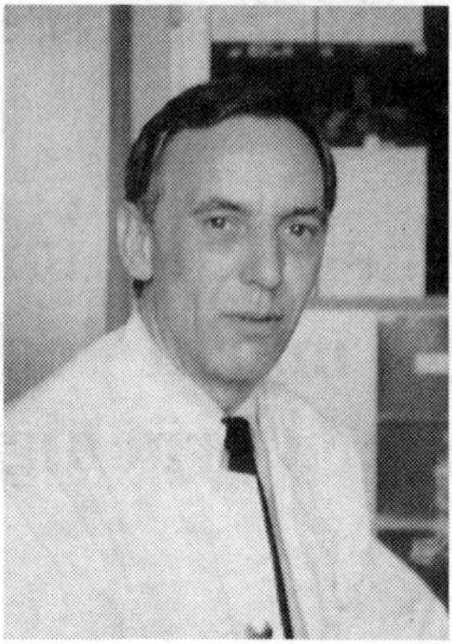

Professor Dr. med. Hans-Peter Kruse ist Internist und in der Abteilung für Nephrologie/Osteologie der Medizinischen Universitätsklinik und -poliklinik Hamburg tätig. Die Osteoporose hat ihn bereits während seines Studiums so fasziniert, daß er sie nicht nur zum Thema seiner Promotions- und Habilitationsarbeiten wählte, sondern um sie dreht sich auch heute noch sein wissenschaftliches Interesse. Neben seiner Lehr- und Forschungstätigkeit steht für Kruse aber nach wie vor der betroffene Patient im Mittelpunkt seines ärztlichen Handelns. Der Osteoporose-Spezialist ist zur Zeit Vizepräsident der Deutschen Gesellschaft für Osteologie.

Frage: Die Osteoporose ist eine Knochen-Erkrankung des höheren Lebensalters, von der vor allem Frauen nach den Wechseljahren betroffen sind. Welche Vorgänge spielen sich im Organismus der Frau ab, die zu diesen fatalen Knochenveränderungen mit stark erhöhtem Risiko, sich die Knochen zu brechen, führen?

Fehlender Östrogen-Schutz...

Kruse: Man geht heute davon aus, daß Frauen nach den Wechseljahren vor allem deshalb eine Osteoporose entwickeln, weil ihnen der Schutz des weiblichen Geschlechtshormons Östrogen fehlt. Ohne dieses Hormon kann der Organismus weniger Calcium für den Knochenaufbau aus der Nahrung aufnehmen. Östrogenmangel führt aber auch zu einer geringeren körpereigenen Produktion des Hormons Kalzitonin, das die knochenabbauenden Zellen bremst. Insofern wirkt sich ein Östrogenmangel für die Frau doppelt negativ aus. Das führt dazu, daß sich die Calcium- und Skelett-Bilanz verschlechtert. Verschiebt sich dieses Verhältnis in negativer Richtung auf einen verstärkten Knochenabbau, nimmt die Knochenmasse kontinuierlich ab und es kann sich eine Osteoporose entwickeln.

...wirkt doppelt negativ

Frage: Welche Phasen durchläuft der Knochenstoffwechsel im Laufe der Zeit?

Immer weniger Knochenmasse

Kruse: In den ersten 3 bis 4 Lebensjahrzehnten überwiegt der Knochenaufbau, bis er etwa um das 35. Lebensjahr sein Maximum erreicht. Danach wird ständig weniger Knochenmasse auf- als abgebaut. Solange kein Östrogenmangel herrscht, verläuft dieser altersbedingte Abbau relativ langsam. Nach den Wechseljahren folgt für die Frau jedoch eine Zeit von 6 bis 10 Jahren, in denen sie jährlich durchschnittlich etwa 2 % ihrer Knochenmasse verliert, wenn sie keine Östrogene einnimmt. Das entspricht einem Fünftel der vorhandenen Knochensubstanz, die in 10 Jahren verlorengehen kann. Allerdings bestehen hier große individuelle Unterschiede, im Einzelfall kommen auch Verlustraten von mehr als 5 % pro Jahr vor.

Frage: Über welchen speziellen Osteoporoseschutz verfügen Männer, wo liegen die Unterschiede?

Männer sind seltener betroffen

Kruse: Männer haben den Vorteil, daß sie normalerweise zeitlebens über einen ausreichend hohen Testosteronspiegel verfügen, also in ihrem Blut genügend Geschlechtshormon haben, das einem verstärkten Knochenabbau entgegenwirkt. Entwickeln sie aufgrund bestimmter Krankheiten einen Hormonmangel oder haben sie eine angeborene Störung, die einen Testosteronmangel mit sich bringt, können auch sie eine Osteoporose bekommen. Der ab dem 4. Lebensjahrzehnt einsetzende, altersbedingte verstärkte Knochenabbau betrifft Männer ebenso wie Frauen.

Frage: Welche Maßnahmen gelten heute als sinnvoll, um einer Osteoporose vorzubeugen?

Hohes Maximum anstreben

Kruse: Man denkt heute verstärkt über die Osteoporose-Prävention nach, und dabei besonders über Maßnahmen, die in den ersten 3 Lebensjahrzehnten eines Menschen dafür sorgen, seinen Knochenaufbau optimal zu gestalten, damit ein sehr hohes Maximum an Knochenmasse aufgebaut wird. Je größer die Ausgangsmasse um das 35. Lebensjahr ist, desto günstiger ist es – was auch immer dem Knochen im höheren Lebensalter passieren mag.

Frage: Während für viele Bereiche gilt: »Weniger ist mehr«, muß es hier demnach heißen: »Mehr ist besser«, also je mehr Knochenmasse...

Calcium und Vitamin D

Kruse: ...desto besser. Das kann man in jedem Fall so sagen. Die in der Jugend aufgebaute Knochenmasse stellt einen Grundstock dar, von dem man im Alter zehren kann. Um in den ersten Lebensjahrzehnten ein besonders hohes Maximum an Knochenmasse aufzubauen, empfehlen sich neben einem ausgeglichenen Hormon-Haushalt calciumreiche Kost, ausreichende Vitamin-D-Versorgung, körperliche Aktivität und Vermeidung von zusätzlichen Risikofaktoren wie Nikotin- und Alkohol-Mißbrauch.

Frage: Wie drückt sich eine kalziumreiche Ernährung in konkreten Zahlen aus? Gibt es international gültige Empfehlungen?

Aktuelle Empfehlungen

Kruse: Ja, die letzten Empfehlungen stammen aus dem April 1993 von der Consensus Development Conference in Hongkong. Jugendlichen empfiehlt man heute 1200 mg Calcium täglich, erwachsenen Frauen vor den Wechseljahren 1000 mg und nach der Menopause 1500 mg. Den Calciumbedarf für Männer hat man aufgrund fehlender Daten mit einem Fragezeichen versehen. Man kann aber davon ausgehen, daß für Männer dieselben Mengen wie für Frauen vor der Menopause gelten, also 1000 mg.

Frage: Was bedeuten 1000 oder 1500 mg Kalzium täglich sozusagen als praktischer »Küchen«-Rat?

Milch und Kaviar

Kruse: Dieser relativ hohe Bedarf an Calcium ist nur zu decken, wenn genügend Milch und Milchprodukte mit der täglichen Nahrung verzehrt werden. Calcium ist zwar auch in anderen Nahrungsmitteln enthalten, aber gegenüber der Milch in verhältnismäßig geringen Mengen. Es handelt sich dabei u. a. um Spinat, Salat und einige Kohlsorten, auch Kaviar enthält viel Calcium – also wer sich's leisten kann – und manche Mineralwässer. Milchprodukte zeichnen sich durch einen teilweise sehr unterschiedlichen Gehalt an Calcium aus, weshalb man entsprechende Nährwerttabellen zu Rate ziehen sollte. Ein Liter Milch allein enthält die Tagesration von 1200 mg Calcium. Ist bei hohen Cholesterinwerten so viel Milch nicht empfehlenswert, kann man auf fettarme Produkte ausweichen.

Spinat und Kohl

Frage: Heißt fettarm nicht gleichzeitig auch calciumreduziert?

Jüngere haben es leichter

Kruse: Nein. Calcium ist nicht an Fett gebunden. Junge Leute kommen mit einer calciumreichen Kost übrigens eher zurecht als ältere, weil sie von der Gesamtmenge her mehr vertilgen. Für sie sind daher 1200 mg Calcium-Aufnahme über die Nahrung sowohl mit einer normalen als auch einer fettreduzierten Kost recht gut zu schaffen.

Frage: Wie steht es denn um die durchschnittliche Calcium-Aufnahme in der Normalbevölkerung? Sind es annähernd die empfohlenen 1000 mg jeden Tag?

Ein Defizit von 400 mg

Kruse: Nein, dagegen sprechen unsere Ernährungsgewohnheiten. Erhebungen der Deutschen Gesellschaft für Ernährung zeigen, daß der Durchschnittsbürger nur 600 mg täglich aufnimmt. Wir müssen davon ausgehen, daß sich die meisten Deutschen zu calciumarm ernähren.

Frage: Man liest und hört immer wieder, daß bestimmte Lebensmittel besonders negativ auf den Calciumspiegel wirken, Nahrungsmittel also, die Osteoporose-Patienten lieber meiden sollten. Stimmt es, daß beispielsweise Rhabarber oder Tomaten den Calciumspiegel senken?

Kruse: Ja, aber mit Einschränkung. Die mehr oder minder gute Calcium-Aufnahme durch den Darm hängt auch davon ab, ob Calcium an andere Substanzen gebunden wird oder nicht. Zu diesen Lebensmitteln zählen sehr oxalatreiche Gemüse- und Obstsorten, wie auch die von Ihnen genannte Tomate, die zu einer vermehrten Calciumoxalatbildung führen. An Oxalat gebundenes Calcium steht dann für den Knochenaufbau nicht mehr zur Verfügung. Der Calciumspiegel im Blut bleibt allerdings unverändert, da er durch verschiedene Regulationsmechanismen beim Gesunden konstant gehalten wird.

Oxalate binden Calcium...

Frage: Bedeutet eine calciumreiche Ernährung nicht auch für Patienten mit Nierenkrankheiten eine Gefahr?

Kruse: Bisher vertrat man die Ansicht, wer viel Calcium aufnimmt, habe eine höhere Chance, Nierensteine zu produzieren. Interessanterweise wurde hierzu kürzlich eine Studie veröffentlicht, in der es um die Häufigkeit von Nierensteinneubildungen von Menschen ging, die sich entweder calciumreich oder -arm ernährt hatten. Man hatte erwartet, daß bei einer hohen Calci-

...und senken das Risiko für Nierensteine

umaufnahme entsprechend mehr über den Urin ausgeschieden würde und damit ein höheres Risiko entstünde, eine Urolithiasis (Harnsteinleiden) zu bekommen. Es ergab sich das genaue Gegenteil: Menschen, die viel Calcium aufnehmen, haben eher ein niedrigeres Risiko, Nierensteine zu bilden, und zwar genau aus dem eben angesprochenen Effekt, daß Calcium zum Teil Oxalat im Darm bindet. Durch die geringere Oxalatausscheidung über die Nieren reduziert sich das Steinrisiko.

Nur theoretisch ungünstig

Zur Frage des negativen Einflusses einer oxalatreichen Kost ist noch folgendes anzumerken: Wenn ein gesunder Erwachsener täglich 1000 mg Calcium aufnimmt, resorbiert der Darm als »Netto«-Resorption nur etwa 25 % davon; d. h. es gelangen nur 250 mg ins Blut, während etwa 75 % ausgeschieden werden. Ißt jemand täglich mehrere Tomaten, wirkt sich das theoretisch negativ auf seine Calciumaufnahme aus. Ob jedoch von den angebotenen 1000 mg Calcium pro Tag 250 oder z. B. nur 235 mg resorbiert werden, ist sicher nicht entscheidend, wenn man sich die Größenordnung vor Augen hält, um die es in diesem Zusammenhang geht.

Frage: Wie sollte eine Osteoporose-gerechte Ernährung zusammengestellt sein, wenn oxalatreiche Nahrungsmittel schon kaum eine Rolle spielen?

Keine spezielle Diät

Kruse: Es gibt keine spezielle Osteoporose-Diät, sondern man empfiehlt den Patienten heute eine normale Misch- oder auch Vollwertkost. Das heißt zusätzlich zur Milch: Genügend Gemüse und Salate, auch wenn sie teilweise Oxalate enthalten, und einen etwas eingeschränkten Fleischkonsum.

Frage: Warum soll der Osteoporose-Patient weniger Fleisch essen?

Phosphat und Eiweiß

Kruse: Weil Fleisch relativ phosphatreich ist und phosphatreiche Kost für den Calciumstoffwechsel eher ungünstig ist und auch, weil sich die relativ hohe Eiweißzufuhr aus dem Fleisch ungünstig auf den Calciumstoffwechsel auswirkt, was in der Regel darauf hinausläuft, daß zuviel Calcium ausgeschieden wird.

Frage: Können Sie diesen Mechanismus etwas näher erklären?

Ein wünschenswertes Verhältnis

Kruse: Das ist ein schwieriges Problem. Offensichtlich ist es so, daß die Calciumbilanz mit von der Phosphatbilanz abhängig ist. Wünschenswert wäre, wenn Calcium-

und Phosphatanteil in der Nahrung ungefähr im Verhältnis 1:1 stünden, auch 1:2 ist noch tolerabel. Das wäre für den Knochen die denkbar beste Voraussetzung. Leider beträgt das Verhältnis meistens 1:2 bis 1:4, was zur Folge hat, daß das Calcium vom Darm schlechter aufgenommen und vom Organismus schlechter verwertet wird. Auch Milchprodukte enthalten jedoch durch das Milcheiweiß Phosphate. Eine optimale Kost für Osteoporose-Patienten sollte daher äußerst sorgfältig zusammengestellt werden.

Optimale Kostzusammenstellung

Frage: Was heißt das im Klartext?
Kruse: Genügend Milch und Milchprodukte, aber nicht zuviel, sondern den Calciumbedarf auch ein wenig über andere calciumreiche Quellen decken; nicht zu fleisch- und eiweißreich essen; möglichst auf Cola verzichten und Konservierungsstoffe meiden, weil sie viel Phosphat enthalten.

Negative Effekte von viel Kaffee

Frage: Gibt es neben Cola noch andere Nahrungsmittel oder Getränke, die lieber gemieden werden sollten?
Kruse: Ja. Patienten, die sehr viel Kaffee trinken, sollen ein höheres Osteoporose-Risiko haben, und zwar aus zwei Gründen. Zum einen

führt der Koffeingehalt dazu, daß die Nieren vermehrt Calcium ausscheiden, und zum anderen – dies ist mehr ein indirekter Effekt – kann man bei Patienten, die täglich viele Tassen Kaffee trinken, davon ausgehen, daß sie eine Schreibtischtätigkeit ausüben oder zu den immobileren Menschen zählen, sich wenig an der frischen Luft bewegen.

Alkohol verlangsamt den Knochenumbau

Auch starker Alkoholgenuß wirkt negativ. Untersuchungen haben ergeben, daß Alkoholiker, auch wenn sie noch keinen Leberschaden haben, trotz eines normalen Calcium-, Phosphat- und Hormon-Stoffwechsels über weniger Knochensubstanz verfügen als Menschen, die keinen oder nur wenig Alkohol trinken. Die Studien zeigen ferner, daß diese Menschen eine Osteoporose entwickeln, weil ihr Knochenumbau sozusagen im Schneckentempo abläuft. Man nimmt an, daß Alkohol auf die Knochenzellen direkt toxisch wirkt. Ob, wie bei der Entwicklung einer Leberzirrhose als Obergrenze für Frauen mehr als 20 Gramm und für Männer mehr als 40 bis 50 Gramm Alkohol am Tag anzusetzen sind, ist nicht bekannt. Das Viertele Wein oder die Flasche Bier am Abend schaden dem Knochen sicher nicht. Zu der toxischen

Wirkung des Alkohols addiert sich dann noch der indirekte Effekt wie beim Kaffeetrinken: Wer viel Alkohol trinkt, ernährt sich oft einseitig, treibt wenig Sport und geht seltener nach draußen.

Frage: Kuhmilchallergien nehmen immer mehr zu. Wie soll sich ein auf Milch allergisch reagierender Osteoporose-Patient verhalten? Bleibt ihm nur der Weg über Calcium-Tabletten offen?

Kuhmilchallergien sind ein Problem

Kruse: Da haben Sie völlig recht. Das ist ein großes Problem und oft findet man keinen anderen Weg, als Calcium regelmäßig medikamentös zu geben. Dieses Problem stellt sich nicht nur bei Kuhmilchallergikern oder Menschen, die Milch einfach nicht mögen, sondern auch bei älteren Leuten, die häufig insgesamt so wenig essen, daß sie über die Nahrung kaum auf die empfohlenen Calciummengen kommen können – selbst wenn sie ausschließlich Milchprodukte verzehren würden. Von der Milcheiweißallergie ist eine Verwertungsstörung von Milchzucker zu unterscheiden, die zu Durchfällen und Magen-Darmbeschwerden führen kann. In derartigen Fällen können jedoch bestimmte Käsesorten verzehrt werden, bei denen der Milchzucker zu Milchsäure umgewandelt ist.

Frage: Nun benötigt der Knochen nicht nur Calcium allein, sondern auch ausreichend Vitamin D. Warum?

Vitamin D durch UV-Licht

Kruse: Die Calciumaufnahme ist abhängig vom Vitamin D bzw. D-Hormon, das in der Niere aus Vitamin D entsteht. Ungefähr 80 % des Vitamin-D-Bestandes im Organismus des Erwachsenen wird durch UV-Bestrahlung der Haut an der frischen Luft gedeckt, während nur etwa 20% über die Nahrung aufgenommen werden. Das hat zur Folge, daß es bestimmte Risikogruppen für Vitamin-D-Mangelzustände oder zumindest für eine sehr schlechte Vitamin-D-Versorgung gibt.

Risikogruppen für Mangelzustände

Betroffen sind in erster Linie unsere Senioren, die wenig nach draußen gehen. Für dieses Verhalten sind möglicherweise bestehende körperliche Behinderungen verantwortlich, ebenso beispielsweise auch eine Neigung zu leichten Schwindelanfällen und anderen Gesundheitsstörungen; im Winter trauen sie sich bei Glätte oft nicht auf die Straße oder sie sind kontaktscheu oder pflegebedürftig. Diese Menschen entwickeln häufig Vitamin-D-Mangelzustände, was bei allen Osteoporose-Gefährdeten oder Osteoporose-Kranken fatal ist, weil selbst ein reichliches Calcium-Angebot ohne oder mit nur wenig Vitamin D für den Knochenaufbau weitgehend wirkungslos bleibt.

Keine optimale Alternative

Frage: Wäre der regelmäßige Solariumsbesuch ein Ausweg?

Kruse: Theoretisch ja, aber das konkurriert mit den Empfehlungen der Hautärzte, so daß man letztendlich sagen muß, Vitamin D_3 als Medikament ist preiswert – eine Höhensonne anzuschaffen und Strom zu verbrauchen, kommt vermutlich teurer. Selbst beim gesunden Erwachsenen gibt es typische jahreszeitliche Schwankungen des Vitamin-D-Gehaltes im Blut mit einem Hoch im Sommer und einem Tiefpunkt im Winter – das ist bei älteren Leuten meist noch ausgeprägter. Man kann deshalb davon ausgehen, daß ein Großteil der älteren Menschen vor allem im Winter schlecht mit Vitamin D versorgt ist.

Frage: Welche natürlichen Vitamin-D-Nahrungsquellen gibt es?

Kruse: Überwiegend ist es in Fisch und – man kennt das aus Kindertagen – im Lebertran enthalten. In der Regel deckt man aber seinen Bedarf nur zu einem sehr geringen Teil über die Nahrung. Vitamin D_2 kommt, allerdings in relativ geringen Mengen, auch in einigen pflanzlichen Produkten vor und wirkt im Prinzip wie das Vitamin D_3, das in der Leber verstoffwechselt wird. Die einfachste und billigste Quelle heißt Frischluft bzw. Ultraviolettstrahlung.

Fisch und Lebertran als Hauptlieferanten

Frage: Noch einmal zurück zu den Prophylaxe-Empfehlungen. Gilt Übergewicht als Risikofaktor?

Kruse: Große epidemiologische Studien haben festgestellt, daß Frauen mit etwas mehr Fettgewebe ein etwas geringeres Osteoporose- und auch Frakturrisiko haben. Das liegt offensichtlich daran, daß diese Frauen etwas höhere Östrogenspiegel aufweisen als sehr schlanke Frauen, weil auch im Fettgewebe Östrogen gebildet wird. Die dadurch entstehenden etwas höheren Östrogen-Gesamtspiegel wirken als Schutzfaktor. Es gibt allerdings keine Studien über extrem übergewichtige Frauen, die den Vorteil des etwas höheren Östrogen-Pegels da-

Die Tücken des Übergewichts

durch wieder zunichte machen, daß sie ihr Skelett durch ihr Gewicht über Gebühr strapazieren und dadurch degenerative Veränderungen begünstigen oder daß sie einfach ungeschickter sind und leichter fallen, und sich so Frakturen zuziehen.

Frage: Sieht man den Menschen insgesamt mit all seinen internistischen Risikofaktoren und nicht nur den Knochen isoliert, ist dann nicht auch für Osteoporose-Patienten das Normalgewicht optimal?

Nicht alle Faktoren sind leicht zu messen

Kruse: Das ist ganz sicher so. Wir bestimmen heute die Knochenmasse indirekt durch Messung des Knochenmineralgehalts, um das Frakturrisiko zu beurteilen. Der Knochenmineralgehalt ist gut zu messen und trägt wesentlich dazu bei, ob ein Knochen bricht oder nicht, aber andere nicht so leicht meßbare Faktoren spielen ebenfalls eine Rolle: Der Zustand der Muskulatur an sich, die allgemeine Beweglichkeit, und viele verschiedene Ursachen, warum jemand überhaupt stürzt, leichter stolpert oder fällt. Unter diesem Gesamtaspekt gilt auch für Osteoporose-Patienten, die Risikofaktoren insgesamt niedrig zu halten und damit auch Übergewicht abzubauen.

Frage: Wer ist primär gefährdet, eine Osteoporose zu entwickeln?

Schlechte Gewohnheiten addieren sich zur Anlage

Kruse: Das weibliche Geschlecht an sich stellt einen Risikofaktor dar; ferner ist die Frau, die aus einer Familie stammt, in der schon die Mutter und/oder Großmutter eine Osteoporose hatten, gefährdet. Wir glauben heute, daß zum Teil Vererbung und zum Teil bestimmte Gewohnheiten eine Rolle spielen – Familien z. B., in denen gewohnheitsmäßig sehr wenig oder keine Milch getrunken wird, wo kaum oder wenig Sport getrieben wird. Außerdem spielt die Rasse eine Rolle: Zierliche, schlanke, hellhäutige Mitteleuropäer und Asiaten, die über relativ wenig Knochenmasse verfügen, zählen zu den Risikogruppen. Hormonstörungen verschiedener Art stellen natürlich ein Osteoporose-Risiko dar und wie gesagt calciumarme Nahrung, Vitamin-D-Mangel, Bewegungsarmut, zuviel Alkohol und Nikotin.

Frage: Kann man des Guten zuviel tun und sich schaden, wenn man täglich mehr als 1500 mg Calcium aufnimmt?

Des Guten zuviel gibt es nicht

Kruse: Nein. Die prozentuale Aufnahme des Calciums über den Darm ist auch abhängig von der

Gesamtmenge des Angebots. Werden pro Tag 1000 mg Calcium zugeführt, gehen davon etwa 250 mg in den Blutkreislauf. Nimmt jemand 2000 mg zu sich, werden nicht 500 mg, sondern weniger aufgenommen, wenn auch mehr als 250 mg.

Schutzmechanismen

Umgekehrt funktioniert diese Ausnutzung nach Angebot und Nachfrage glücklicherweise auch, weil einige Schutzmechanismen im Organismus dafür sorgen, daß bei relativ niedrigem Calcium-Angebot noch relativ viel, also mehr als 25 %, resorbiert werden. Leider funktionieren diese Schutzmechanismen bei älteren Menschen viel schlechter als bei jungen, weil in diese Regelkreise auch der Vitamin-D-Stoffwechsel einbezogen ist. Leiden Ältere unter Vitamin-D-Mangel, kann der Organismus bei zu geringem Calcium-Angebot nur sehr schlecht gegensteuern.

Eberhard Schneider

Der ärgste Feind des Nervensystems ist der Alkohol

Eberhard
Schneider,
Hamburg

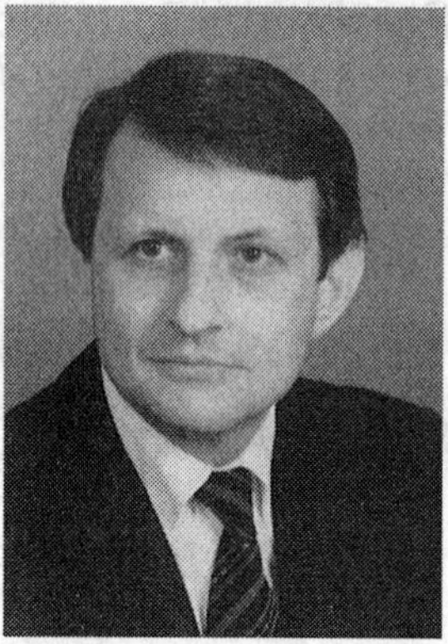

Professor Dr. med. Eberhard Schneider ist Leitender Arzt der Neurologischen Abteilung des Allgemeinen Krankenhauses Harburg in Hamburg und seit vier Jahren Ärztlicher Direktor dieser Klinik. Schwerpunkt seiner wissenschaftlichen und klinischen Tätigkeit ist seit vielen Jahren das Parkinson-Syndrom. Dokumentiert hat er dies mit zahlreichen Publikationen zu diesem Thema. Er ist Mitglied des ärztlichen Beirats der Deutschen Parkinson-Vereinigung.

Frage: Gibt es neurologische Erkrankungen, die aufgrund von Fehl- oder Mangelernährung entstehen oder begünstigt werden?

Schneider: Es gibt eine Reihe von neurologischen Erkrankungen, die ernährungsabhängig sind, sofern nicht internistische Voraussetzungen wie ein zu hoher Blutdruck oder ein Diabetes mellitus zu der neurologischen Symptomatik führen. Die Fehl- und Mangelernährung ist besonders gravierend im Zusammenhang mit dem Alkoholkonsum, denn mit chronischem, starken Alkoholgenuß geht in der Regel eine eiweißarme und kohlenhydratreiche Ernährung einher. Das ist eine Fehlernährung, die zu einer Reihe von neurologischen Erkrankungen führen kann: der Polyneuropathie (nichtentzündliche Erkrankung vieler peripherer Nerven), einer Schädigung des Gehirns oder der Wernicke-Krankheit, einer relativ akuten Erkrankung, die mit Augenmuskellähmungen, Gleichgewichtsstörungen und psychischen Auffälligkeiten einhergeht. Vermutlich liegt der Wernicke-Krankheit ein Vitamin-B_1-Mangel zugrunde, allerdings nicht isoliert, sondern im Zusammenhang mit den Folgen einer kohlenhydratreichen und eiweißar-

Alkohol ist der wichtigste negative Faktor...

...für eine Reihe von Erkrankungen

men Fehlernährung – ähnlich auch wie bei der alkoholischen Polyneuropathie.

Frage: Welcher Mechanismus liegt dieser Nervenschädigung durch falsche Ernährung zugrunde?

An Vitamin B_1 darf kein Mangel herrschen

Schneider: Der Kohlenhydratstoffwechsel benötigt Vitamin B_1 als Co-Enzym, um zu funktionieren. Ernährt sich jemand besonders kohlenhydratreich, steigt damit auch der Bedarf an Vitamin B_1. Herrscht Mangel an diesem Vitamin aufgrund einer Ernährung, die zu wenig Eiweiß enthält, bei gleichzeitig erhöhtem Bedarf durch eine kohlenhydratreiche Kost, kommt es – so nimmt man heute zumindest an – zu Stoffwechselstörungen, die Schäden am Gehirn oder im Bereich der peripheren Nerven verursachen. Aus Tierexperimenten weiß man, daß ein Vitamin-B_1-Mangel allein keine Polyneuropathie zur Folge hat; fehlt gleichzeitig aber auch Eiweiß, tritt eine solche Symptomatik auf.

Frage: Besteht die Möglichkeit, einer Polyneuropathie vorzubeugen, indem das Vitamin- und Eiweiß-Defizit über die Nahrung ausgeglichen werden?

Schneider: In diesen Fällen, die ja

ursächlich durch einen toxischen Stoff ausgelöst werden, verbessert natürlich die Vermeidung des Alkohols in Kombination mit einer Normalisierung der Ernährung die Situation, wobei Verbesserung nicht unbedingt auch Heilung heißen muß.

Eiweiß- und Vitamin-Defizite ausgleichen

Frage: Erhalten chronische Alkoholiker neben entsprechenden diätetischen Ratschlägen Vitamin B_1 als Medikament oder Nahrungsergänzung?

Schneider: In der akuten Situation der Wernicke-Enzephalopathie ist beispielsweise die Vitamin-B_1-Substitution unbedingt erforderlich, während bei allen anderen chronischen Formen nur der totale Verzicht auf Alkohol hilft.

Meist hilft nur der totale Verzicht

Frage: Würde – rein theoretisch – eine eiweißreiche und kohlenhydratärmere Nahrung für einen chronischen Alkoholiker, der weder zum Verzicht noch zur massiven Einschränkung bereit ist, dennoch einen gewissen Schutz vor Schädigungen seines Nervensystems bedeuten?

Schneider: Rein hypothetisch könnte man glauben, daß jemand, der Alkohol trinkt, sich aber ansonsten korrekt ernährt, weniger gefähr-

Fehlernährung ist kaum zu vermeiden

det für solche durch Stoffwechselschäden ausgelösten Folgeerkrankungen ist, aber es läßt sich schnell überprüfen, daß dies nicht der Fall ist. Dabei ist auch zu berücksichtigen, daß Alkohliker einen Großteil der notwendigen Energie über die Kalorien des Alkohols decken und dadurch einfach weniger Appetit auf andere Nahrungsmittel haben, wodurch eine Fehlernährung kaum zu vermeiden ist.

Ein Drittel geht auf das Konto Alkohol

Frage: Wie häufig sind Polyneuropathien auf Alkoholmißbrauch zurückzuführen?
Schneider: Verantwortlich für etwa ein Drittel aller Polyneuropathien ist der Alkohol, für ein Drittel der Diabetes mellitus, und für das letzte Drittel gibt es eine ganze Reihe von Ursachen einschließlich derjenigen, die nicht aufzuklären sind.

MS-Entstehung ist noch ungeklärt

Frage: Zählt auch die Multiple Sklerose zu den ernährungsabhängigen Erkrankungen im Bereich der Neurologie?
Schneider: Bei der Multiplen Sklerose, kurz MS genannt, handelt es sich um eine chronisch-entzündliche Erkrankung des Gehirns und des Rückenmarks, von der man nicht weiß, wie sie entsteht. Man

hält sie für eine Autoimmunerkrankung, die unter bestimmten, möglicherweise äußerlichen, Bedingungen in Gang gesetzt wird. Dies schließt man daraus, daß sie in nördlichen Breiten viel häufiger auftritt als im Süden.

Der Prozeß beginnt vermutlich schon in jungen Jahren

Vieles spricht dafür, daß der Krankheitsprozeß entweder in der frühen Jugend aufgrund einer immunologischen Störung oder durch ein auf den Organismus einwirkendes Agens (möglicherweise ein Virus) in der Zeit noch vor der Pubertät angestoßen wird, wobei zwischen dem Zeitpunkt der Kontamination und dem Ausbruch der MS Jahre oder Jahrzehnte liegen können. Zu diesen Überlegungen führten Beobachtungen von Menschen, die aus nördlichen Ländern nach Israel eingewandert waren. In der Einwanderergruppe, die noch vor Beginn der Pubertät nach Israel gekommen war, entsprach die Krankheitshäufigkeit der in Isreal herrschenden MS-Häufigkeit, während sie in der Gruppe, die erst nach der Pubertät eingewandert war, der für ihre Herkunftsländer typischen entsprach. Dafür, daß es sich bei der Multiplen Sklerose um ein Autoimmungeschehen handelt, sprechen neben histologischen Veränderungen auch ein gewisses Ansprechen auf eine immunsuppressive Therapie.

Frage: Welcher Stellenwert wird genetischen Anlagefaktoren bei der Multiplen Sklerose eingeräumt?

Familiär gehäuftes Auftreten

Schneider: Zumindest tritt die MS familiär gehäuft auf, so daß man bestimmte, vermutlich genetische, Voraussetzungen annimmt, auch wenn sie im einzelnen noch ungeklärt sind. Für eine erbliche Disposition sprechen auch Beobachtungen an Zwillingen.

Frage: Kann eine bestimmte Nahrungszusammenstellung einen positiven, also bremsenden Effekt auf den immunologischen Prozeß ausüben?

Mehr Krankheitsschübe durch viel tierisches Fett

Schneider: Das ist ein sehr interessantes Kapitel, denn man hat beobachtet, daß ein hoher Verbrauch an tierischen Fetten, also gesättigten Fettsäuren, häufiger zu Krankheitsschüben, die auch länger andauern, führt. Daraus resultiert der Vorschlag, MS-Patienten eine Ernährung mit überwiegend ungesättigten Fettsäuren zu empfehlen. Bereits 1973 haben Miller und Mitarbeiter über einen zweijährigen Beobachtungszeitraum berichtet, in dem sich MS-Patienten entsprechend ernährt haben und tatsächlich seltener und unter kürzeren Krankheitsschüben zu leiden hatten als normal ernährte Patienten.

Frage: Beziehen sich diese Ernährungsempfehlungen nur auf das Fett oder gelten die Richtlinien etwas allgemeiner auch für die sog. Mittelmeer-Diät?

Schneider: Nein, die Empfehlungen beziehen sich nur auf das Fett und die Bevorzugung ungesättigter Fettsäuren; das sind Diätratschläge, die auch für andere Patienten mit beispielsweise zu hohen Cholesterinwerten gelten. Interessant ist in diesem Zusammenhang auch eine 1990 publizierte Studie, in der 144 MS-Patienten über 30 Jahre lang eine Diät mit ungesättigten Fettsäuren erhielten.

Ungesättigte Fettsäuren bevorzugen

Es stellte sich heraus, daß der Krankheitsverlauf bei einem frühzeitigen Beginn, wenn die Krankheitssymptome noch nicht stark ausgeprägt sind, mit einer solchen Diät günstig zu beeinflussen ist. Patienten mit Multipler Sklerose kann man daher raten, hochwertige Pflanzenmargarine mit mehrfach ungesättigten Fettsäuren den tierischen Fetten vorzuziehen, was außerdem einen wichtigen Zusatznut-

Früher Diät-Beginn

zen hat: Die Patienten reduzieren durch diese Ernährungsumstellung automatisch ihren Fettkonsum.

Frage: Welcher Faktor ist bei der Multiplen Sklerose wichtiger: Die Fettmodifikation von überwiegend gesättigten Fetten zu mehrfach ungesättigten Fettsäuren oder die Fettreduktion an sich?

Kausaler Auslöser fraglich

Schneider: Ob die Fettreduktion bei der MS eine entscheidende Rolle spielt, liegt noch im dunkeln, weil man den entsprechenden Mechanismus nicht kennt. Das ist anders bei all den Krankheiten, für die das Übergewicht den kausalen Auslöser darstellt.

Frage: Für wie empfehlenswert halten Sie eine vegetarische Kost für MS-Patienten?

Kost-Gewohnheiten

Schneider: Eine nicht zu intensiv durchgeführte vegetarische Ernährung hat sicherlich Vorteile – nicht nur für Patienten mit Multipler Sklerose. Zu interessanten Ergebnissen führte eine Umfrage, in der MS-Patienten Angaben über ihre Ernährungsgewohnheiten gemacht haben: 88 % ernähren sich völlig normal, 6,2 % verzichten auf Fleisch, 0,7 % sind Vegetarier, 0,2 % halten eine Rohkostdiät ein und 1,3 %

eine sog. Ewers-Diät mit Verzicht auf denaturierte Nahrungsmittel. Letzteres ist allerdings wissenschaftlich nicht belegt. Unbewiesen ist auch ein günstiger Einfluß auf das Krankheitsgeschehen durch den vermehrten Verzehr von Weizenkeimlingen und Leinsamen.

Nur wenige leben nach speziellen Diäten

Prozentual leben nur wenige dieser Patienten nach speziellen Ernährungsempfehlungen und das mag dafür sprechen, daß diese Diäten nicht gerade viel bewirken. In der Diskussion, wissenschaftlich aber auch nicht belegt, ist die Empfehlung von Fetten, die überwiegend mittelkettige Fettsäuren (z. B. Capron-, Capryl- und Caprinsäure) enthalten, aufgrund ihres Einflusses auf den Prostaglandinstoffwechsel, der bei entzündlichen Prozessen eine zentrale Rolle spielt. Solche Fette sind Sonderanfertigungen, die im Handel nicht erhältlich sind.

Frage: Es gibt Berichte, nach denen MS-Patienten von einer hochdosierten Vitamin-E-Therapie profitieren. Könnte der Nutzen einer fettmodifizierten Ernährung mit überwiegend einfach und mehrfach ungesättigten Fettsäuren auf den hohen Vitamin-E-Gehalt dieser Fette zurückzuführen sein, weil diese Ernährung ja einen gewissen Oxidationsschutz darstellt?

Studie spricht nicht für Vitamin E

Schneider: Das ist eine Hoffnung, die man auch beim Morbus Parkinson gehegt hat, und zwar aus genau diesen theoretischen Überlegungen heraus. Im Rahmen der in den USA durchgeführten DATATOP-Studie, in der es um einen den Krankheitsprozeß bremsenden Effekt des Antiparkinsonmittels Selegilin (ein Monoamin-B-Oxidasehemmer) in Kombination mit Vitamin E ging, stellte sich heraus, daß die zusätzliche Gabe von Vitamin E überhaupt keinen Einfluß auf das Krankheitsgeschehen hatte – zumindest nicht über einen Zeitraum von 2 Jahren. Insofern ist es sehr fraglich, ob dieses Behandlungsprinzip überhaupt etwas einbringt – gleichgültig ob bei Parkinson- oder bei MS-Patienten.

Frage: Welchen Einfluß hat die Ernährung beispielsweise bei neurologischen Erkrankungen mit muskulärer Symptomatik?

Spezielle Kost gegen Muskel-Symptome

Schneider: Zumindest bei Vorliegen einer akuten Symptomatik ist der ernährungsbedingte Einfluß nicht zu unterschätzen. Zu erwähnen ist in diesem Zusammenhang die relativ selten auftretende familiäre hyperkaliämische Lähmung, bei der es unter dem Einfluß eines erhöhten Kaliumspiegels im Blut zu vorübergehenden Lähmungserscheinungen durch die gestörte Erregungsübertragung am Muskel kommen kann. Dieser Symptomatik läßt sich recht gut begegnen, wenn die Patienten eine kaliumreiche Kost – vor allem Aprikosen und Orangen – vermeiden. Bei vielen ererbten Muskelerkrankungen, die sich vielfach schon im Kindesalter bemerkbar machen, spielt die Ernährung insgesamt und teilweise in ganz spezifischer Art eine Rolle.

Beweglich bleiben

Durch die Lähmungserscheinungen geraten die Patienten in einen Zustand des Bewegungsmangels, der an sich ungut ist und darüberhinaus zu Gewichtsproblemen führt, weil manche Patienten aus Langeweile zu oft und zu viel essen. Bei diesen Patienten gilt es als Regel, früh darauf hinzuarbeiten, daß sie ihre Kalorienzufuhr beschränken, um auf diese Weise noch in gewissem Maß beweglich zu bleiben.

Gezieltes Vorgehen

Einer ganzen Reihe nichtentzündlicher Muskelerkrankungen liegt eine bekannte Stoffwechselstörung zugrunde, bei der ein bestimmter Stoffwechselschritt nicht möglich ist. Von therapeutischem Nutzen ist es, wenn man die speziellen Nahrungsbestandteile meidet, die an diesen bestimmten Stoffwechselschritt gebunden sind. Beispielsweise gibt es eine Myopathie mit einem Mangel an saurer Maltase, eine Erkrankung, die in verschiedenen Altersgruppen auftritt, bei der es zu einer unerwünschten Speicherung von Glykogen im Muskel kommt. In einem solchen Fall reduziert man die Kohlenhydratzufuhr, das Glykogenangebot, und gestaltet die Ernährung eher eiweißreich.

Wenig Kohlenhydrate bei gestörtem Glykogen-Abbau

Frage: Gibt es noch andere neurologische Muskelerkrankungen, die durch eine kohlenhydratarme Kost günstig zu beeinflussen sind?

Schneider: Ja, das McArdle-Syndrom, dem ein Muskel-Phosphorylasemangel zugrundeliegt und damit einhergeht, daß Glykogen nicht abgebaut wird und als Energielieferant gerade dann nicht zur Verfügung steht, wenn man sich bewegen will. Die Folge sind belastungsabhängige Muskelschmerzen, eine regelrechte Muskelsteife und manchmal auch Kontrakturen, bleibende Verkürzungen oder Schrumpfungen von Muskeln. Weil die Schmerzen in Ruhe verschwinden, sind die Patienten bemüht, sich so wenig wie irgend nötig zu bewegen. Gibt man ihnen unter Belastungsbedingungen eine größere Menge Glukose oder Fructose – 50 bis 100 g –, treten weit weniger heftige Schmerzen auf. Ein Nachteil ist allerdings damit verbunden: Das zu hohe Kalorienangebot führt zur Gewichtszunahme. In diesem Zusammenhang wird zwar auch eine kohlenhydratarme und eiweißreiche Kost empfohlen, jedoch ist dadurch allein keine ausreichende Belastungszunahme und Schmerzbekämpfung zu erreichen.

Frage: Sind auch die extrapyramidalen Erkrankungen über die Nahrung zu beeinflussen?

Kupferarme Diät beim Morbus Wilson

Schneider: Ja, beispielsweise liegt beim Morbus Wilson eine erbliche Kupferstoffwechselstörung vor. Ein bestimmtes Eiweiß wird nicht gebildet, das Coeruloplasmin, an das Kupfer normalerweise im Blut gebunden ist. Fehlt dieses Eiweiß, verbindet sich Kupfer mit anderen Eiweißkörpern, Albuminen, allerdings nicht fest genug, um folgenschwere Kupferablagerungen in Organen zu verhindern: Massive Leberschäden, die Bildung des goldbraun oder graugrün gefärbten sog. Kayser-Fleischer-Ringes am Rande der Hornhaut oder eine komplexe Bewegungsstörung durch Kupferablagerungen im Gehirn, die mit einem Tremor beginnt, die Bewegungen insgesamt verlangsamt und Schrift und Sprache verändert. Obwohl der Morbus Wilson eine Erbkrankheit ist, kann man ihn gut behandeln, ganz im Gegensatz zu den Muskelerkrankungen. Zum einen kann man das in den Organen eingelagerte Kupfer durch Gabe von D-Penicillaminen oder Chelatbildnern (Substanzen, die eine Verbindung mit Kupfer eingehen) aus dem Organismus wieder herausholen, und zum anderen ist auf Dauer eine kupferarme Diät wichtig, um die Medikamentengabe möglichst niedrig zu halten.

Morbus Wilson ist gut zu behandeln

Frage: Welche Nahrungsmittel sind besonders kupferhaltig?

Eine reichhaltige Palette

Schneider: Es ist eine reichhaltige Palette: Eingeweide wie Niere, Herz und Lunge, Nüsse, Kakao, Austern, Korinthen, Kastanien, Feigen, Aprikosen, Artischocken, Weizenkleie und Weizenkeime. Entscheidend ist, daß die Patienten keine Innereien essen und Nüsse und Schokolade meiden. Immer vorausgesetzt allerdings, daß die Krankheit noch nicht zu weit fortgeschritten ist. Beim Morbus Wilson handelt es sich um ein Leiden, bei dem die Betroffenen mit vernünftigem Verhalten und der Einhaltung entsprechender diätetischer Regeln erheblich dazu beitragen können, daß die Krankheit nicht weiter fortschreitet.

Frage: Zu Ihrem Spezialgebiet, dem Morbus Parkinson...

Konkurrenz von Eiweiß und L-Dopa

Schneider: ...da spielt die Ernährung erst in dem Moment eine Rolle, wenn die Patienten L-Dopa bekommen. L-Dopa ist eine Aminosäure, eine Eiweißsäure, die aktiv in das Gehirn transportiert werden muß: durch die Darmwand ins Blut, vom Blut über die Blut-Hirn-Schranke in das Gehirn. Dieses Transportsystem hat nur eine bestimmte Kapazität, die bei genügendem Angebot leicht an ihre Grenzen stößt, so daß L-Dopa und die großen Aminosäuren der Nahrung miteinander konkurrieren, und zwar sowohl im Blut, als auch an der Blut-Hirn-Schranke. Damit genügend L-Dopa ins Blut gelangt, sollte es möglichst auf nüchternen Magen oder anderthalb Stunden nach dem Essen genommen werden, nicht aber zusammen mit einer eiweißreichen Mahlzeit oder überhaupt in Kombination mit Eiweiß. Auch beim nächsten Schritt vom Blut in das Gehirn konkurrieren

L-Dopa und die Aminosäuren der Nahrung miteinander, da auch das Nahrungseiweiß ins Gehirn geht und wahrscheinlich dafür verantwortlich ist, daß wir nach dem Essen leicht müde werden.

Eiweißreiche Mahlzeiten vermeiden

Einem Parkinson-Patienten kann es aufgrund einer eiweißreichen Mahlzeit passieren, auch wenn er bereits genügend L-Dopa im Blut hat, daß sich seine Symptomatik verschlechtert, weil das L-Dopa an der Blut-Hirn-Schranke den Konkurrenzkampf mit den Aminosäuren der Nahrung leicht verliert. Die Konsequenz heißt: Parkinsonkranke sollten nie auf einmal sehr große Eiweißmengen zu sich nehmen, also kein großes Steak, keine großen Käseportionen und z. B. nicht einen Liter Milch auf einmal trinken.

Frage: Besteht angesichts dieses Konkurrenzkampfes zwischen L-Dopa und Nahrungseiweiß nicht die Gefahr, daß Parkinson-Patienten sich zu eiweißarm ernähren?

Parkinson-Patienten sollten tagsüber mit Eiweiß geizen

Schneider: Dieser Gefahr muß man begegnen, weil die Eiweißzufuhr bei Parkinsonkranken, vor allem bei den älteren Patienten, nicht reduziert werden soll. Das funktioniert sehr gut, wenn man die Haupt-Eiweißmahlzeit auf den Abend verlegt. Davon profitieren besonders die Patienten, die noch im Berufsleben stehen und auf eine garantierte Beweglichkeit im Laufe des Tages angewiesen sind. Natürlich kann dies zur Folge haben, daß sich die Patienten während der Nacht nur sehr schlecht bewegen können, nicht gut schlafen, weil sie zu akinetisch sind und morgens besonders steif aufwachen.

Frage: Die zerebrale Durchblutungsstörung ist die häufigste neurologische Erkrankung...

Viele Ursachen für zerebrale Durchblutungsstörungen

Schneider: ...und deshalb ist die zerebrale Durchblutungsstörung auch ein ganz zentrales Forschungsthema der Neurologie. Man weiß, daß ihr sehr viele verschiedene Ursachen zugrundeliegen können und deshalb muß man differenzieren: Handelt es sich beispielsweise, wenn wir vom Schlaganfall ausgehen, um eine Blutung in das Gehirn oder um eine Ischämie, eine Minderdurchblutung, auf der Basis z. B. einer Atherosklerose? Denkt man an die Ernährung, kommen eine ganze Reihe von Faktoren zum Tragen, die beispielsweise bei der Entstehung und Prophylaxe des Herzinfarktes eine nicht zu übersehende Rolle spielen.

Hohes Alter ist ein eigenständiger Risikofaktor

Frage: Gibt es Ursachen für einen Schlaganfall bei einem 80jährigen Menschen, der keine Risikofaktoren wie Rauchen, Alkohol, Übergewicht usw. aufweist?

Schneider: Das hohe Lebensalter ist für sich genommen ein Risikofaktor, einen Schlaganfall zu erleiden, weil physiologischerweise eine gewisse Starre der Gefäße eintritt und überhaupt Gefäßveränderungen in Richtung der Atherosklerose, Erkrankungen des Herzens, zunehmend eine Rolle spielen. Viele Schlaganfälle sind auch gar nicht Folge von Blutungen, das sind nur etwa 15 %, die anderen aber sind Folge von Embolien, die entweder aus dem Herzen oder aus den atherosklerotisch veränderten Gefäßwänden oder sogar aus den Venen über ein offenes Foramen ovale (Loch in der Vorhofscheidewand des Herzens) kommen und ins Gehirn wandern.

Embolien unter körperlicher Anstrengung

Embolien treten gerade auch unter körperlicher Betätigung auf. Es scheint z. B. öfter zu Thrombosen in den unteren Extremitäten zu kommen, ohne daß man dies merkt und dann kommt es bei einer körperlich belastenden Anstrengung wie Fahrradfahren oder Steinplatten im Garten verlegen zum Schlaganfall oder Herzinfarkt.

Frage: Zum Schluß noch eine Frage, die Ihnen sicherlich von vielen Patienten oder deren Angehörigen häufig gestellt wird: Sind Demenzen oder die Alzheimersche Krankheit über bestimmte Formen der Ernährung positiv zu beeinflussen?

Schneider: Nein. Auch diesen Patienten kann man nur ganz generell raten, sich so vernünftig wie möglich zu ernähren, d. h. entsprechend den Regeln der Deutschen Gesellschaft für Ernährung.

Vernünftige Ernährung für Demenz-Patienten

Günter Ollenschläger

Ein guter Ernährungszustand erhöht die Lebensqualität von Krebspatienten

Günter Ollenschläger, Köln

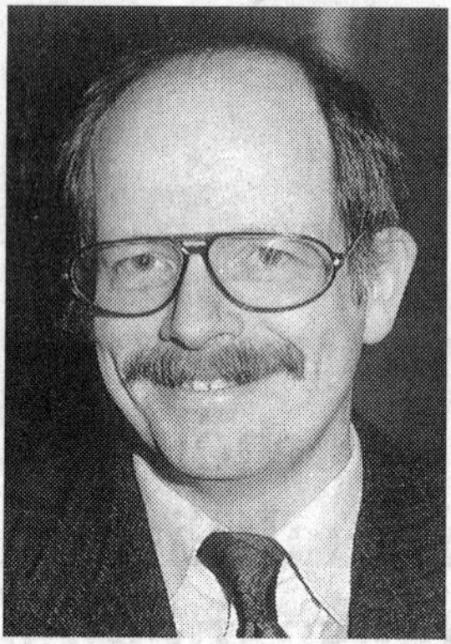

Privatdozent Dr. med. Dr. rer. nat. Günter Ollenschläger ist Internist und Apotheker. Als Leiter des Dezernats Fortbildung der Bundesärztekammer in Köln liegt ihm die Qualifikation von Ärzten im Bereich der Ernährungsmedizin besonders am Herzen. Während seiner klinischen Laufbahn an der Medizinischen Poliklinik der Universität Köln arbeitete er in der Diabetes-Ambulanz und betreute schwerpunktmäßig Tumorpatienten, vor allem unter dem Aspekt, die Lebensqualität chronisch kranker Menschen durch eine gezielte Ernährungstherapie und allgemeine Therapieformen zu verbessern. In Fortführung dieser Tätigkeit geht er heute mit einer Arbeitsgruppe der Kölner Universitätsklinik der Frage nach, wie Ernährungsprobleme für AIDS-Patienten und HIV-Infizierte am besten zu lösen sind.

Frage: Bevor wir richtig in unser Thema einsteigen, eine Frage zur Krebsentstehung: Etwa 80% aller Fälle von Speiseröhrenkrebs sind alkoholbedingt und das Darmkarzinom wird als Wohlstandskrebs bezeichnet. Das klingt logisch, weil die betroffenen Organe mit den krankmachenden Substanzen direkt in Berührung kommen. Wie läßt sich aber erklären, daß zum Beispiel Brustkrebs durch falsche Ernährung entstehen kann?

Krebs durch Ernährung?

Ollenschläger: Einzig und allein eine Ursache für die Entstehung eines Krebses verantwortlich zu machen, ist zu simpel. Einseitige, schlechte oder falsche Ernährung begünstigt die Entstehung von bösartigen Tumoren wahrscheinlich als einer der zentralen Faktoren. Man nimmt dies an, weil groß angelegte Beobachtungsstudien zur Entstehung und Verbreitung von Krankheiten gezeigt haben, daß bestimmte Krebsarten gehäuft in Gesellschaften auftreten, die sich ungesund ernähren.

Begünstigende Faktoren

Frage: Wie definieren Sie ungesund?

Ollenschläger: Eine zu fetthaltige Kost, die zu wenig Ballaststoffe und Vitamine enthält, ist ungesund.

Western Diet

Man nennt sie »western diet«, weil sehr viele Menschen aus den westlichen Industrienationen sich auf diese ungesunde Art ernähren.

Frage: Welche Krebsarten bringt man mit dieser Ernährungsform in Zusammenhang?

Häufiges Auftreten und Ursachen

Ollenschläger: Dabei handelt es sich vor allem um Brust-, Prostata-, Bauchspeicheldrüsen- und Darmkrebs. Das heißt aber nicht, daß die western diet Krebs verursacht, sondern nur, daß unter diesen Ernährungsbedingungen besonders häufig bestimmte Tumorarten beobachtet worden sind. Andererseits gibt es Krebsarten, die eindeutig auf einen speziellen Stoff zurückzuführen sind. Starker Alkohol- und Nikotinkonsum sind häufig für Karzinome im Bereich der Mundhöhle, der Speiseröhre, des Rachens und Kehlkopfes verantwortlich.

Offene Fragen

Um auf Ihre Eingangsfrage zurückzukommen, warum gerade übergewichtige Frauen oder Frauen, die sich sehr fettreich ernähren, öfter ein Mammakarzinom bekommen als schlanke: Das ist völlig unbekannt. Genausogut kann statt des zu fetten, ungesunden Essens irgendeine andere Verhaltensweise für diese Krebsart verantwortlich sein.

Frage: Könnte es nicht auch so sein, daß übergewichtige Frauen psychische Probleme wegen ihrer Figur haben und für die Krebsentwicklung auf Grund dieser psychischen Komponente und nicht wegen ihres Übergewichts empfänglicher sind?

Ollenschläger: Auch das wäre ein Erklärungsmodell, das man durchaus in Erwägung ziehen kann.

Eine mögliche Erklärung

Frage: Bestimmte Zusammenhänge kann man mit einer definitiven Ursache nicht unbedingt gleichsetzen. Werden hier nicht Korrelation und Kausalität verwechselt?

Ollenschläger: Das stimmt. Ein typisches Beispiel hierfür: Man weiß, daß Vegetarier besonders lange leben und sehr selten an Krebs erkranken. Sehr verkürzt heißt es dann, »weil sie sich vegetarisch ernähren«. Verantwortlich könnte aber auch ihre grundsätzlich andere Lebenseinstellung sein, die das Immunsystem viel aktiver arbeiten läßt als bei Menschen, die sich anders verhalten. Trotz dieser Unsicherheiten: Alle Studien weisen darauf hin, daß das Risiko, an Krebs zu erkranken, bei den Menschen geringer ist, die sich nach der »prudent diet« ernähren, also klug und gesund...

Ursache und Korrelation nicht verwechseln

Frage: ...entsprechend den zehn Regeln der Deutschen Gesellschaft für Ernährung?

Antioxidantien im Trend

Ollenschläger: Ganz genau. Darüberhinaus tendiert man immer mehr dazu, die ausreichende Einnahme antioxidativ wirkender Vitamine – A, C und E – zu befürworten. Gerade von Menschen, die sich einseitig ernähren wie starke Raucher und Alkoholiker, weiß man, daß die Vitaminzufuhr bei ihnen oft zu kurz kommt. Andererseits hat eine große Studie zum Ernährungsverhalten der Deutschen (VERA-Studie) jetzt ergeben, daß die meisten von uns sich gar nicht so vitaminarm ernähren, wie oft behauptet wird.

Frage: Kommen wir zu unserem Zentralthema: Welche Ernährungsempfehlungen gelten für die verschiedenen Krebsarten?

Individuelle Ernährungsprobleme

Ollenschläger: Diese Frage möchte ich abwandeln, denn es macht wenig Sinn, Ernährungsempfehlungen nach Tumorarten aufzulisten. Entscheidend ist der Grad der Belastung des Patienten durch die Form des Krebses und die Therapie: also das Krankheitsstadium und die Krankheitslast. Selbst bei ein und demselben Krebs können die Ernährungsprobleme so unterschiedlich sein, so individualisiert, daß man selten verallgemeinern kann. Um für einen Krebspatienten eine sinnvolle Form der Ernährung zu finden, müssen der Betroffene, der Arzt und eine Ernährungsberaterin gemeinsam einen individuellen Kostplan erarbeiten.

Frage: Die spezielle Kost beeinflußt den Heilungsprozeß des Tumorleidens wahrscheinlich nur kaum oder gar nicht. Dient die Ernährungstherapie dann dem Ziel, die übrigen Lebensumstände des ohnehin »stark gebeutelten« Patienten so optimal wie möglich zu gestalten?

Ernährung als unterstützende Maßnahme

Ollenschläger: Das haben Sie genau richtig gesagt. Die Ernährungsbetreuung gehört für mich zu den unterstützenden Therapiemaßnahmen wie Schmerzbekämpfung und psychologische Führung. Der Ernährungszustand des Patienten hat nach dem heutigen Stand des Wissens nichts mit der Lebenserwartung zu tun, sondern ausschließlich mit seiner Lebensqualität.

Frage: Bleibt dann als Vorsorgemaßnahme nur das Umsteigen von der ungesunden western diet auf eine Ernährung, wie sie von der Deutschen Gesellschaft für Ernährung propagiert wird?

Prudent Diet für alle

Ollenschläger: Das ist das einzig Belegte und auch das einzig Akzeptable für die gesamte Bevölkerung. Obwohl das Wissen über die ursächlichen Beziehungen zwischen Ernährung und Krebsentstehung noch unvollständig ist, stehen heute die meisten Experten hinter folgenden Ernährungsempfehlungen zur Verringerung des Krebsrisikos: Übergewicht vermeiden, Reduktion des Fettkonsums auf 30% der gesamten Energiezufuhr, ballaststoff- und vitaminreiche Kost, Alkohol nur in geringen Mengen und wenig Salz.

Wichtig ist die Qualität des Fettes

Ergänzt werden diese Ratschläge in Bezug auf die Qualität des Nahrungsfettes: Weniger gesättigte Fettsäuren zugunsten einfach und mehrfach ungesättigter Fette, also weniger tierische und mehr pflanzliche Fette. Warnen sollte man dagegen vor bestimmten Krebsdiäten.

Extreme Diäten können eher schaden

Leider gibt es immer noch viele Stimmen, die behaupten, ganz extreme Ernährungsformen könnten vor Krebs schützen oder ihn sogar heilen. Da geschehen zum Teil sehr bedauerliche Dinge, indem gerade Menschen, die unter einem sehr starken Angstdruck stehen, kommerziell ausgenutzt werden. In der Regel sind derartige Diäten einseitig und rufen teilweise eher Fehl- oder Mangelernährungszustände hervor, als daß sie dem Patienten nützen.

Ein hervorragender Ratgeber

An dieser Stelle möchte ich darauf hinweisen, daß die Deutsche Krebshilfe gerade einen hervorragenden Ratgeber »Ernährung bei Krebs« herausgegeben hat, in dem auch die Probleme einer gesunden Ernährung, essen ohne Zwang, Rückstände von Pflanzenschutzmitteln usw. sehr gut und sehr prägnant dargestellt sind.

Frage: Stellt die Mangel- und Fehlernährung bei Tumorpatienten ein großes Problem dar?

Sehr viele Tumor-Patienten sind mangelernährt

Ollenschläger: In Abhängigkeit von der Art des Tumors sind 20 bis 90% aller Krebspatienten mangel- und fehlernährt. Fast obligatorisch ist die Mangelernährung vor allem bei Tumoren im Bereich der »Schluckstraße« und des oberen Magen-Darm-Traktes. Beispielsweise können an Magenkrebs operierte Patienten fast nie wieder ihr Ausgangsgewicht erreichen. Patienten mit akuter Leukämie können durch spezielle Therapiemaßnahmen in 2 bis 3 Wochen 10% ihres

Körpergewichts verlieren. Mit diesem Abnehmen ist direkt eine ganz starke Beeinträchtigung der Lebensqualität verbunden. Wenn man in einem so kurzen Zeitraum so stark abnimmt, geht es einem miserabel, man fühlt sich schlecht und wird depressiv.

Psychisch belastend

Der Krebs wird immer mit Dahinschwinden assoziiert. Dies selbst zu erleben und zu sehen, wie man verschwindet, wie die Körpermasse verlorengeht, wird vom Patienten als sehr starke psychische Belastung empfunden. Über diese Verbindung läßt sich eine direkte Beziehung zwischen Lebensqualität, dem subjektiven Wohlbefinden, und dem Ernährungszustand aufbauen.

Frage: Gibt es eine einleuchtende Erklärung dafür, warum Patienten nach einer Magenkrebsoperation so stark abnehmen?

Früh mit dem Ernährungstraining beginnen

Ollenschläger: Ein wichtiger Grund ist, daß sie kein Magenreservoir mehr haben. Dehalb gelangen die über den Mund aufgenommenen Speisen viel schneller in den Dünndarm, wo es dann zum sog. Dumping-Syndrom kommt: Der Körper reagiert auf die hohe Konzentration an Nährstoffen durch eine hohe Flüssigkeitsausschüttung, die zu starkem Unwohlsein führt. Fühlt der Patient sich nach jeder Mahlzeit schlecht, hört er auf zu essen und nimmt drastisch ab. Deswegen ist es für Patienten mit Magenkarzinom extrem wichtig, von vornherein – schon vor der Operation – ein entsprechendes Ernährungstraining zu beginnen. Als Lehrmeister empfiehlt sich ein Ernährungstherapeut, denn der Patient muß sich vom Gewohnten verabschieden und systematisch lernen, von 3 großen auf – mit bestimmten Trinkmengen wohl dosierte – 5 bis 10 kleine Mahlzeiten umzusteigen. Dadurch kann ein starkes Ernährungsdefizit vermieden werden.

Defizite vermeiden

Ein anderes Problem sind Schluckstörungen oder die generelle Unlust am Essen, die bei vielen Therapieformen von Krebskranken auftaucht. Fast alle Medikamente, die im Rahmen der Krebstherapie eingesetzt werden, bewirken eine ausgeprägte Appetitlosigkeit, die wahrscheinlich der wichtigste von allen Faktoren ist, die für den Gewichtsverlust von Tumorpatienten verantwortlich gemacht werden. Dahinter stehen unterschiedliche Gründe: Chemo- und Strahlentherapie und vor allem Todesangst und Depressionen.

Unlust am Essen...

...ist ein zentrales Problem

Im Prinzip ist jede schwere Krankheit mit Appetitlosigkeit verbunden. Da Tumorkrankheiten sehr langanhaltende, schwere Krankheiten sind, kann man sich leicht vorstellen, daß die Unlust am Essen ein zentrales Problem ist.

Frage: Welche Möglichkeiten stehen dem Ernährungstherapeuten zur Verfügung, um dieses Problem in der Praxis zu entschärfen?

Persönliche Schwierigkeiten analysieren

Ollenschläger: Zunächst sind die persönlichen Probleme des Patienten zu analysieren: Woher kommt die Appetitlosigkeit, sind Schmerzzustände dafür verantwortlich oder eine Aversion gegenüber bestimmten Speisen? Das zeigt die individuelle Bandbreite, auf die eine erfolgreiche Ernährungsberatung und -behandlung eingehen muß.

Frage: Gibt es grobe Richtlinien für das Ankurbeln des Appetits von schwerkranken Menschen?

Leichte Kost und kleine Mahlzeiten

Ollenschläger: Das gerade ist das Problem. Für viele andere Krankheiten gibt es Therapieschemata, deren Erfolg man überprüfen kann. Das Ernährungsproblem beim chronisch Kranken ist ein individuelles Problem des einzelnen Patienten. Man kann zwar grundsätzlich sagen »leichte Kost verteilt auf viele kleine Mahlzeiten«, aber das ist schon fast alles an allgemeinen Vorschlägen.

Frage: Empfiehlt es sich, die früheren Lieblingsspeisen des Patienten zu erfragen und ihn mit diesen zu verwöhnen?

Mit Lieblingsspeisen verwöhnen

Ollenschläger: Genau richtig. Einige Regeln hierzu: 1. Grundsätzlich Tumorpatienten keine standardisierte Krankenhauskost anbieten, sondern eine Wahl-Wunsch-Kost, die sich aus dem Gespräch zwischen Diätassistentin und Patient ergibt. 2. Regelmäßiges Wiegen. Es ist eine banale Sache, den Tumorpatienten unter standardisierten Bedingungen (immer zur gleichen Zeit auf der gleichen Waage) zwei- oder dreimal pro Woche zu wiegen, um einem ernährungsbedingten Problem schnell auf die Spur zu kommen. Leider wird diese Diagnostik des Ernährungszustandes im Krankenhaus zu selten durchgeführt. 3. Ernährungs-Anamnese durch eine Fachkraft zur gezielten Überprüfung, ob Ernährungsprobleme in den letzten Wochen oder Monaten aufgefallen sind, ob und wie sie sich verstärkt haben und was dagegen unternommen worden ist. Auf der

Regelmäßig auf die Waage

Basis einer Ernährungs-Anamnese ist ein individuelles ernährungstherapeutisches Programm für den Patienten zu entwickeln.

Frage: Lieblingsspeisen sind nicht immer gerade gesund im Sinne einer prudent diet. Sollte die Kost des Tumorpatienten dennoch vollwertig sein?

Das akute Befinden ist entscheidend

Ollenschläger: Das sollte sie natürlich. Nur, die akute Befindlichkeit ist oft wesentlich wichtiger und deshalb sollte man dem Patienten das anbieten, was er auch gern essen möchte, statt ihm generell gesunde Ernährungsvorschläge zu machen. Mitunter sind Ernährungsprobleme viel leichter zu lösen, wenn der Patient z. B. mal eine Woche lang extrem fettreiche Speisen bekommt, wenn er sie denn mag. Es geht bei Tumorpatienten nicht um die Prävention irgendwelcher Späterkrankungen, sondern er benötigt vor allem in der akuten Situation Hilfe.

Frage: Besteht nicht die Gefahr, dem derzeit zwar stark belasteten Patienten, der aber vielleicht noch viele gesunde Lebensjahre vor sich hat, sozusagen einen »Risikofaktor auf den Teller zu legen«, also sein

Risiko z. B. für eine Gefäßerkrankung bewußt in Kauf zu nehmen?

Ollenschläger: Das spielt in der akuten Phase keine Rolle. Der Risikofaktor ist die Krebskrankheit an sich und die Schwierigkeit, sowohl psychisch mit ihr umzugehen als auch die körperlich sehr belastenden Therapieformen der Tumorbehandlung zu überstehen. Es gilt in einer kurzen überschaubaren Zeit, das subjektive Wohlbefinden des Patienten zu stärken und starkes Abnehmen zu vermeiden. Dabei ist zweit- oder drittrangig, ob die Kostform, die man ihm jetzt anbietet, sich günstig oder ungünstig auf sein Leben in den Jahren danach auswirkt.

Starkes Abnehmen vermeiden

Frage: Wenn jemand also besonders gern fast food ißt...

Ollenschläger: ...dann soll er zwei Wochen lang seine geliebten Hamburger essen. Das ist sozusagen eine Blaulicht-Phase, in der die normalen Verkehrsregeln nicht gelten. Zu bedenken ist dabei auch, daß der Patient oft nur noch am Essen ein wenig Freude hat. Das soll man ihm in dieser Phase nicht auch noch nehmen.

Blaulicht-Phase

Frage: Welche Rolle spielt die Ernährung bei Tumorpatienten mit sehr schlechter Prognose, den terminalkranken Patienten?

Künstliche Ernährung nicht vorenthalten

Ollenschläger: Es wird sehr kontrovers diskutiert, wie lange man einen solchen Patienten überhaupt ernähren sollte und ob es richtig ist, ihn möglichst lange mit künstlichen Ernährungsformen zu unterstützen. Das entscheidende Kriterium sollte für den betreuenden Arzt oder die Angehörigen zu Hause das subjektive Wohlbefinden des Patienten sein. Wenn man als Betreuer sieht, daß der Patient sich auch in der Terminalphase ohne lange Lebensaussicht wohlfühlt, gibt es keinen Grund, ihm eine künstliche Ernährung vorzuenthalten. Es gibt heute zahlreiche Möglichkeiten, schwerkranke Patienten auch ambulant künstlich zu ernähren.

Frage: Die Frage nach einer künstlichen Ernährung stellt sich überwiegend bei hinfälligen Patienten. Paßt dieser Zustand mit einem subjektiven Wohlgefühl überhaupt zusammen?

Selbsteinschätzung

Ollenschläger: Das ist eine ganz zentrale Frage, denn wer beurteilt, ob sich der Patient wohlfühlt? An der Chirurgischen Universitäts-Klinik in Köln sind Patienten mit

Magen-Darm-Krebs zur Einschätzung ihrer Lebensqualität befragt worden. Dabei stellte sich heraus, daß Außenstehende bestimmte Krankheitszustände für nicht mehr lebenswert halten, die von den Betroffenen selbst aber als durchaus noch lebenswert empfunden werden. Zu Hause im Kreis der Familie ohne Schmerzen und ohne Ernährungsprobleme leben und auch sterben zu können, halten viele dieser Patienten für lebenswürdig, während Außenstehende dies häufig in Frage stellen.

Am liebsten zu Hause

Ein ganz wesentlicher Faktor in der Diskussion um die Ernährungsbetreuung von Tumorpatienten ist, daß sich die meisten Patienten zu Hause einfach wohler fühlen, vorausgesetzt, sie sind schmerzfrei, leiden keinen Durst und bekommen beispielsweise eine künstliche Ernährung, die der Hausarzt betreut.

Frage: Ein besonders trauriges Kapitel sind Kinder mit Krebs. Sind bei ihrer Ernährung spezielle Aspekte zu berücksichtigen?

Bei Kindern...

Ollenschläger: Ja, weil Kinder wie alle wachsenden Individuen viel gefährdeter sind, durch Fehl- und Mangelernährung einen wesentlich schneller eintretenden Schaden zu

...spielt die richtige Ernährung eine sehr große Rolle

erleiden als Erwachsene. Kinder, die an schweren Krebserkrankungen leiden, können sehr schnell in ein Wachstumsdefizit geraten, wodurch ihre gesamte Entwicklung beeinträchtigt wird. Im Therapiekonzept eines tumorkranken Kindes stellt die vernünftige Ernährungsbetreuung einen ganz wesentlichen Faktor dar, sie ist obligatorisch. Zum Glück sind Pädiater diejenigen Ärzte, die von Ernährungsmedizin mit am meisten halten und am meisten verstehen.

Frage: Ist der Rückschluß erlaubt, daß die Ernährungsmedizin ansonsten ein eher stiefmütterliches Dasein fristet?

Geringer Stellenwert

Ollenschläger: Ich glaube, die Ärzteschaft denkt zu wenig daran, daß Ernährung überhaupt ein Thema ist, obwohl es offensichtlich ist, daß Ernährungsberatung und -behandlung Eingang in das Therapiekonzept der betreuenden Ärzte finden müssen. Der geringe Stellenwert der Ernährungsmedizin ist jedoch kein typisch deutsches Problem, sondern ein weltweites.

Frage: Als kleine Zusammenfassung unseres Gesprächs: Worauf sollten der Patient und seine Angehörigen bei Ernährungsfragen ihr besonderes Augenmerk richten?

Ollenschläger: Ein Patient, bei dem die Diagnose Krebs gestellt worden ist, sollte seinen Ernährungszustand sehr genau beobachten, sich regelmäßig wiegen, darauf achten, ob sich seine Sympathie oder Antipathie gegenüber bestimmten Speisen verändert hat und dann eine Ernährungsberatungsstelle aufsuchen. Entsprechende Adressen sind bei den Krankenkassen oder bei Selbsthilfegruppen zu erhalten.

Genau beobachten, ob sich etwas verändert

Dann sollten, beginnend mit der tumorspezifischen Therapie, zunächst der Angehörige und dann der Patient selbst trainiert werden, die Ernährungsweise so umzustellen, daß es zu keinem Ernährungsdefizit kommt, wobei die qualifizierte Betreuung des Angehörigen enorm wichtig ist. Je hinfälliger man wird, desto weniger kann man sich um sich selber kümmern. Deswegen gehören auch so simple Dinge wie Essen auf Rädern in die praktische Betreuung. Es sollte auch nicht vergessen werden, daß es in Deutschland eine zentrale Stelle gibt, die kompetent in allen Fragen rund um die Ernährungsinformation und -beratung ist: Die Deutsche Gesellschaft

Hilfe von Angehörigen ist enorm wichtig

für Ernährung. Ihre Vorschläge sind wissenschaftlich so untermauert, daß jeder ihnen guten Gewissens folgen kann und sollte.

Peter Schauder

Mangelernährung hat viele Facetten

Peter Schauder, Göttingen

Professor Dr. med. Peter Schauder hat seit vielen Jahren die Ernährungsmedizin auf seine Fahnen geschrieben und kämpft engagiert dafür, diese medizinische Disziplin als Lehr- und Prüfungsfach an den Universitäten zu etablieren. Daneben gründete er 1991 die Deutsche Gesellschaft für Ernährungsmedizin (DGEM) und ein Jahr später zählte er zu den Gründervätern der Niedersächsischen Akademie für Ernährungsmedizin in Hannover. Als Akademie-Präsident arbeitet er eng mit der Bundesärztekammer und der Kassenärztlichen Vereinigung zusammen, um Ärzten die Ernährungsmedizin nahezubringen und sie praxisnah fort- und weiterzubilden. In Seattle, Pittsburg und St. Louis legte er den Grundstein für sein umfassendes ernährungsmedizinisches Wissen und verdankt seinen amerikanischen Lehrern darüberhinaus die Faszination für dieses Fach.

Frage: Spricht man mit Fettstoffwechsel- oder Gefäßspezialisten über Eßgewohnheiten, drängt sich der Gedanke auf, Kriegs- und frühe Nachkriegszeit als Phasen einer ausgesprochen gesunden Ernährung einzustufen. Herrscht in diesen Zeiten aber nicht doch eher ein ernährungsbedingter Mangel?

Zeiten des Mangels trotz positiver Effekte

Schauder: Ganz ohne Zweifel handelt es sich um Zeiten der Mangelernährung, allerdings um Zeiten, in denen durch Überflußernährung bedingte Krankheiten seltener auftreten als in Friedenszeiten. Ein gutes Beispiel hierfür ist die Fettsucht und der mit ihr häufig assoziierte Typ-II-Diabetes. Diese Beobachtungen sind wissenschaftlich gut belegt und gelten auch für andere Krankheiten, an deren Entstehung übermäßige Nahrungszufuhr beteiligt ist, wie z. B. Herz-Kreislauf-Erkrankungen. Kriegs- und ihnen unmittelbar folgende Nachkriegszeiten sind jedoch Hungerzeiten, d. h. Zeiten der Mangelernährung, die in keiner Weise mit dem medizinisch indizierten und ärztlich überwachten Fasten vergleichbar sind.

Frage: Wie definieren Sie Mangelernährung im Gegensatz zum Begriff des Fastens?

Zu geringe Aufnahme diverser Stoffe

Schauder: Ernährung besteht in der Zufuhr von Energie in Form von Fett, Kohlenhydraten und Eiweiß sowie in der Aufnahme von Vitaminen, Spurenelementen und Elektrolyten. Mangelernährung läßt sich demgegenüber als zu geringe Aufnahme aller oder einiger dieser Nahrungsbestandteile definieren. Das bekannteste Zeichen einer ungenügenden Energiezufuhr ist die Gewichtsabnahme. Eine ausgeprägte Beschränkung der Energiezufuhr bedingt aber nahezu zwangsläufig auch eine ungenügende Zufuhr von Vitaminen, Spurenelementen und Elektrolyten. Dadurch treten zusätzliche charakteristische klinische Zeichen auf. Beispielsweise kann sich ein Spurenelementmangel in einer erhöhten Infektionsneigung manifestieren.

Fasten ist bewußte Einschränkung

Unter Fasten versteht man aus medizinischer Sicht die bewußte Einschränkung der Energiezufuhr; dies geschieht meistens, um Übergewicht abzubauen. Fasten erfolgt häufig auch aus nicht-medizinischen, z. B. religiösen Gründen. Ohne entsprechende Vorsichtsmaßnahmen kann längeres Fasten klinische und laborchemische Symptome der Mangelernährung verursachen. Um dies zu verhindern, sollte Fasten unter ärztlicher Aufsicht erfolgen und von begleitenden Maßnahmen flankiert sein: der Supplementierung von Mikronährstoffen und der Sicherstellung einer ausreichenden Flüssigkeitszufuhr.

Frage: Wie äußert sich eine Mangelernährung, die neben einer allgemein reduzierten Energiezufuhr beispielsweise besonders eiweißarm ist?

Probleme des Eiweißmangels

Schauder: Bei zu geringer und eiweißarmer Nahrungszufuhr wird körpereigenes Eiweiß z. B. in der Muskulatur abgebaut. Dadurch sinkt das Körpergewicht meist ab, jedoch nicht immer. Körpereigenes Eiweiß, etwa Albumin, wird bei ungenügender Zufuhr von Nahrungseiweiß nicht ausreichend synthetisiert. Albumin ist eine der wichtigsten Substanzen zur Aufrechterhaltung des onkotischen Drucks in den Gefäßen. Sinkt dieser Druck wegen Albuminmangels, kann es zu einem Flüssigkeitsaustritt aus den Gefäßen in die Gewebe kommen. Diese Flüssigkeitseinlagerung verhindert die Abnahme des Körpergewichts und verschleiert den Gewebsabbau, so daß Patienten mit ungenügender Protein-Energiezufuhr auf den ersten Blick sogar ganz wohlgenährt aussehen können.

Frage: In Wahrheit besteht aber ein Hungerödem?

Verdecktes Hungerödem

Schauder: Ja. Wenn man diesen Patienten die überschüssige Flüssigkeit entzieht, erkennt man, wie hinfällig, wie kachektisch sie wirklich sind. Die Gefahr, wegen der Flüssigkeitseinlagerung die Mangelernährung zu übersehen, ist jedoch für den Geübten nicht sehr groß. Die Flüssigkeitseinlagerung läßt sich z. B. leicht durch Daumendruck auf den Fußrücken nachweisen. Es entstehen tiefe Dellen, die nur langsam verschwinden. In der Regel finden sich zahlreiche weitere diagnostisch verwertbare Symptome, etwa Mundwinkelrhagaden bei Vitamin-B-Mangel, Hautblutungen bei Vitamin-K-Mangel oder brüchige Nägel, die durch Spurenelement-Defizite oder den Mangel an einzelnen Aminosäuren bedingt sein können.

Frage: Muß der Arzt bei der Vielfalt der Variationsmöglichkeiten nicht geradezu mit detektivischem Gespür an die Diagnostik herangehen?

Der Arzt als Detektiv

Schauder: Ja, denn neben den sichtbaren Zeichen der Mangelernährung sind oft zahlreiche subjektive

Symptome zu berücksichtigen wie Nervenleitstörungen mit Parästhesien (anormale Sinneswahrnehmungen und Körperempfindungen), Störungen des Geschmacksempfindens oder des Geruchssinnes. Solche Symptome sind verdächtig für das Vorliegen eines Mikronährstoffmangels; Zinkmangel beispielsweise stört das Geschmacksempfinden.

Laborkontrollen sind notwendig

Um ernährungsbedingte Mangelsymptome frühzeitig zu erkennen, sind neben einer sorgfältigen klinischen Untersuchung auch laborchemische Kontrollen notwendig. Diese sollte sich im Idealfall auf die Analyse möglichst vieler Makro- und Mikronährstoffe beziehen. Allerdings bereitet die routinemäßige Bestimmung vieler Vitamine und Spurenelemente, aber auch die von Amino- und Fettsäuren noch große analytische Probleme. Als geeigneter Such-Parameter für eine Mangelernährung hat sich jedoch die Bestimmung des Albumins im Serum bewährt.

Frage: Gibt es bei uns überhaupt Menschen mit einem so starken Eiweißmangel, daß es zu Hungerödemen kommt?

Schauder: Ja, z. B. bei sehr alten Patienten. Sie ernähren sich aus zahlrei-

Sehr alte Patienten sind gefährdet

chen Gründen oft eiweißarm und sind entsprechend gefährdet. Überwiegend treten Hungerödeme jedoch bei Patienten auf, die neben einer ungenügenden Nahrungszufuhr an Erkrankungen leiden, die häufig unter dem Begriff »konsumierend« zusammengfaßt werden. Der Begriff deutet an, daß ein kataboler Stoffwechsel vorliegt, ein krankheitsbedingter Abbau von Körpersubstanz. Zu diesen Krankheiten gehören beispielsweise Tumorleiden, die Leberzirrhose, AIDS oder chronisch-entzündliche Darmerkrankungen. Patienten mit konsumierenden Erkrankungen laufen ein hohes Risiko, Zeichen der Mangelernährung zu entwickeln – bis hin zu einer lebensbedrohlichen Kachexie.

Frage: Für welchen Personenkreis ist die mangelhafte Nahrungsaufnahme besonders typisch?

Junge Frauen...

Schauder: Gefährdet sind zunächst einmal Personen, die aus ästhetischen oder weltanschaulichen Gründen ungesunde Eßgewohnheiten haben. Vor allem junge Frauen laufen durch Verherrlichung eines überzogenen Schlankheitsideals Gefahr, ihre Nahrungszufuhr so zu begrenzen, daß Mangelsymptome unausweichlich sind.

Auch Anhänger bestimmter Diätformen sind gefährdet, z. B. Veganer, die keine tierischen Produkte essen, weder Fleisch, Milch oder Eier – nicht einmal Honig. Den Veganern, die man auch als strenge Vegetarier bezeichnet, droht beispielsweise eine Unterversorgung mit Eisen, Calcium sowie Vitamin B_{12}. Überhaupt gibt es noch viel ideologischen Ballast zum Problem »richtige« Ernährung.

...Veganer

So mancher erliegt den Versprechungen von Gesundheitsaposteln, die wissenschaftlich nicht überprüfte und potentiell gefährliche Diäten empfehlen. Die eventuell resultierende Fehlernährung ist damit letztlich eigenverschuldet. Wer unkonventionelle Diätkonzepte erproben möchte, sollte sich vorher ärztlich beraten lassen.

...und Gesundheitsapostel

Frage: Keine Schuld an ihrem schlechten Ernährungszustand haben sicherlich die unter Appetitlosigkeit leidenden Kranken...

Schauder: ...das ist mit Abstand die größte Gruppe von Mangelernährten. Tumorpatienten leiden so häufig an Anorexie (Appetitmangel), daß im Verlauf ihrer Erkrankung nahezu regelhaft eine Mangelernährung auftritt. Deswegen sollten Patienten mit Tumorerkrankungen

Gefahren des Appetitmangels

von Anfang an ernährungsmedizinisch betreut werden. Dies ist derzeit leider noch nicht allgemeiner Standard. Das Problem der Anorexie als Auslöser einer Mangelernährung besteht jedoch nicht nur bei Tumorpatienten. Besonders ausgeprägte Zeichen der Mangelernährung finden sich bei Patienten mit Anorexia nervosa (psychogen bedingte Appetitlosigkeit junger Frauen, zunehmend aber auch junger Männer) sowie Bulimie (gestörtes Eßverhalten mit Heißhunger und anschließendem selbst herbeigeführten Erbrechen).

Ernährungsmediziner sind gefragt

Bei diesen – nicht selten tödlich endenden – Zuständen von Mangelernährung ist primär eine psychiatrische Therapie indiziert. Es sollte aber selbstverständlich werden, daß zur Behandlung dieser Patienten auch Ernährungsmediziner hinzugezogen werden. Auch wird zunehmend klar, daß Mangelernährung in der Schwangerschaft ein erhebliches Problem darstellt, von dem sowohl die werdende Mutter als auch das Kind betroffen sein können. Die ungenügende Zufuhr von Folsäure beispielsweise verursacht gefürchtete Mißbildungen wie z. B. Neuralrohr-Defekte oder Spina bifida, während eine reichliche Folsäurezufuhr während der Schwangerschaft das Auftreten dieser Mißbildungen deutlich vermindert.

Frage: Problematisch ist sicherlich auch der Ernährungszustand vieler alter Menschen, oder spielt das Übergewicht im Alter eine wichtigere Rolle?

Schauder: Sie haben recht, alte Menschen sind durch Mangelernährung stark gefährdet. Das Ausmaß des Problems ist nicht genau bekannt, aber immerhin weiß man, daß Unterernährung in seinen unterschiedlichen Ausprägungen bei alten Menschen viel häufiger auftritt als bisher vermutet. Einerseits ist dies durch konsumierende Erkrankungen bedingt, die im Alter gehäuft auftreten und von denen viele mit einem gesteigerten Grundumsatz einhergehen, so daß im Prinzip ein erhöhter Energiebedarf besteht. Im Alter ist nicht das Über-, sondern das Untergewicht das häufigste ernährungsmedizinische Problem größeren Ausmaßes.

Untergewicht ist bei alten Menschen häufiger als Übergewicht

Andererseits haben alte Menschen gehäuft soziale Probleme wie das Alleinwohnen. Sie leiden vermehrt an depressiven Verstimmungen oder körperlichen Behinderungen. Man darf nicht unterschätzen, wie

Soziale Probleme

häufig ganz einfache Dinge, etwa das beschwerlicher werdende Einkaufen oder Kochen in eine Mangelernährung führen. Zahnprobleme und viele andere Krankheiten können Ereignisse sein, auf die alte Menschen mit verminderter Nahrungsaufnahme reagieren.

Frage: Welchen Stellenwert haben in diesem Zusammenhang altersbedingte Störungen des Stoffwechsels?

Schauder: Es gibt rein altersbedingte Einschränkungen gewisser Stoffwechselfunktionen, z. B. Störungen der Resorption, des Geschmacks- und Geruchsempfindens. Allerdings werden diese Störungen als Ursache von Mangelernährung im Alter überbewertet. Wichtiger sind sicher die Faktoren, über die wir bereits gesprochen haben. Lassen Sie mich noch ein zusätzliches soziales Problem erwähnen: In unserem Lande wächst die Gruppe betagter Mitbürger, die sich aus Geldmangel ungenügend ernähren.

Auch Geldmangel spielt eine Rolle

Frage: Kann man einen mangelernährten alten Menschen mit optimaler Kost aus seinem Defizit, ohne daß irgendwelche Schäden zurückbleiben, wieder herausholen – im Gegensatz zu jüngeren Menschen, die sich für eine gewisse Zeit unsinnig ernähren, aber keine Schäden zurückbehalten, wenn sie damit wieder aufhören?

Schauder: Das hängt von der Konsequenz der Mangelernährung ab. In vieler Hinsicht läßt sich Mangelernährung mit einer chronischen Erkrankung vergleichen. Es kann Jahre dauern, bis Krankheitssymptome als Folge einer Mangelernährung sichtbar werden, und auch lange, bis sie sich wieder zurückbilden. Ein geeignetes Beispiel ist die Osteoporose (Kalkmangel des Knochensystems). Junge Menschen mit zu geringer Calcium-Aufnahme laufen ein erhöhtes Risiko, im Alter eine Osteoporose zu entwickeln. Je frühzeitiger man ausreichende Calcium-Mengen mit der Nahrung zuführt, z. B. durch den täglichen Genuß von einem halben Liter Milch sowie weitere Maßnahmen, umso besser sind die Erfolge. Deswegen ist eine ausreichende Calcium-Zufuhr besonders bei jungen Menschen angezeigt, aber sie empfiehlt sich auch noch im Alter. Die Alters-Osteoporose läßt sich zwar nicht beseitigen, aber immerhin bessern bzw. in ihrem Fortschreiten verlangsamen.

Einer chronischen Erkrankung vergleichbar

Gewichtsverluste lassen sich beseitigen

Wenn wir über Gewichtsverlust als Folge einer Mangelernährung sprechen, so läßt sich dieses Problem bei jungen wie alten Menschen oft völlig beseitigen. In diesem Zusammenhang möchte ich auch erwähnen, daß ein guter Ernährungszustand gerade bei alten Menschen günstig ist für die Überwindung zahlreicher Erkrankungen, weil die Therapieverfahren besser wirken bzw. weniger Nebenwirkungen verursachen. Auch neigen mangelernährte Patienten gehäuft zu postoperativen Komplikationen und zu verzögerter Rekonvaleszenz.

Frage: Eine immer wieder gestellte Frage mit recht zynischem Hintergrund lautet: »Lohnt eine Intervention bei alten Menschen überhaupt noch?« Wie stehen Sie zu diesem Diskussionspunkt?

Zynisch gefragt

Schauder: Ich finde den Hintergrund ebenfalls zynisch. Man kann der Frage jedoch nicht aus dem Weg gehen. In manchen Ländern besteht eine Altersbegrenzung, z. B. bei der Entscheidung, ob bei einem betagten Patienten noch eine Herztransplantation oder andere aufwendige Verfahren durchgeführt werden sollen. Ernährungsmedizinische Maßnahmen sind in der Regel äußerst komplikationsarm, belästigen wenig und sind meist auch preiswert.

Angebrachte Intervention

Schon deshalb ist aus meiner Sicht eine ernährungsmedizinische Intervention bei alten Menschen nahezu immer angebracht. Allerdings ist es legitim, danach zu fragen, ob die vorgesehenen Maßnahmen effektiv und somit sinnvoll sind. Ein Beispiel: Soll man einen 75jähriger Patienten mit hohen Cholesterinwerten, der schon zwei Herzinfarkte hatte, noch mit einer cholesterinarmen, fettreduzierten Diät traktieren? Es gibt Untersuchungen der Herzgefäße von relativ alten Menschen, die zu belegen scheinen, daß unter einer solchen Diät vorhandene Stenosen (Verengungen der Gefäße) abnehmen.

Sinnvolle Maßnahmen auch zur Kostensenkung

Diätetische Maßnahmen können deswegen auch für einen 75jährigen sinnvoll sein. Woher wissen wir, daß dieser Patient bei vernünftiger Lebensweise keinen weiteren Herzinfarkt erleiden würde und nicht noch lebenswerte 10 oder vielleicht gar 20 Jahre vor sich hat? Auch hier möchte ich nochmals auf den Kostenfaktor zu sprechen kommen. Koronar-chirurgische Eingriffe, wiederholte Dilatationen verengter Kranzgefäße sowie die medikamentöse Therapie sind nicht umsonst. Ein koronar-chirurgischer Eingriff entspricht – je nach dem durchführenden Zentrum – dem Jahresgehalt von zwei bis drei Diätassistentinnen.

Frage: Kommen wir zu den Mikronährstoffen. Es gibt nicht nur analytische Probleme, eventuelle Mangelzustände an bestimmten Spurenelementen, Mineralstoffen oder Vitaminen aufzudecken, auch die Empfehlungen für die optimale Tagesdosis sind sehr unterschiedlich. Welcher Mikronährstoff-Mangel ist am besten erforscht?

Wir leben in einem Jodmangel-Gebiet

Schauder: Der Jodmangel. Seine bekannteste Konsequenz ist der Kropf, eine vergrößerte Schilddrüse. Die Behandlung der Konsequenzen von Jodmangel, z. B. die chirurgische Verkleinerung der Schilddrüse, kostet derzeit etwa 2 Milliarden DM pro Jahr. Deutschland ist ein Jodmangel-Gebiet. Statt erwünschter 200 oder etwa 250 µg Jod liegt die tägliche Zufuhr bei uns nur etwa bei 100 µg. Besonders jodhaltig sind Fische, so daß zwei Fischmahlzeiten pro Woche ein gutes Mittel sind, um einem Mangel vorzubeugen. Sinnvoll ist auch die generelle Verwendung von jodiertem Speisesalz in Privatküchen und Kantinen.

Frage: Würden Sie, vom jodierten Salz einmal abgesehen, die Einnahme von Jod-Tabletten in Erwägung ziehen?

Jod-Tabletten zur Kropf-Therapie

Schauder: Unbedingt, allerdings zur Therapie des Kropfleidens. Reichlicher Fischgenuß und die Verwendung von jodiertem Speisesalz sind vorbeugende Maßnahmen. Bei einer Kropf-Therapie können Jod-Tabletten in einer Tagesdosis von 100 bis 200 μg eingenommen werden. Übrigens habe ich kürzlich von einem der besten deutschen Kenner auf dem Gebiet der Spurenelemente, Herrn Prof. Anke aus Jena, gelernt, daß die Bockwurst – zumindestens in Thüringen – sehr jodhaltig ist. Seine hartnäckigen Nachforschungen haben ergeben, daß bei der Bockwurst-Herstellung auch jodreiches Schilddrüsengewebe mit verwendet wurde.

Frage: Wie stehen Sie zur Jodierung des Trinkwassers?

Diskussion um Trinkwasser-Jodierung

Schauder: Dieser Weg wird in verschiedenen Ländern mit Erfolg beschritten. In Deutschland war die Jodierung des Trinkwassers bisher nicht durchzusetzen. Vielleicht lebt die Diskussion wieder auf, wenn der Fächer bisher geplanter prophylaktischer Maßnahmen wie die Empfehlung zum vermehrten Genuß jodhaltiger Nahrungsmittel, der Einsatz von jodiertem Speisesalz sowie die Behandlung mit Jod-Tabletten – die lebenslange, konsequente Einnahme von Jod-Tabletten ist nicht jedermanns Sache – nicht den gewünschten Erfolg erzielt. Ich möchte deswegen nochmals daran erinnern, daß die Folgen des Jodmangels derzeit in Deutschland Kosten in Höhe von 2 Milliarden DM verursachen.

Frage: Über Selen wird nicht nur in Fachkreisen sehr kontrovers diskutiert...

Interessante Daten zum Selenmangel

Schauder: ...ja, man weiß eben noch nicht genug über diesen Mikronährstoff. Das gilt sowohl für die biochemische Bedeutung, für den täglichen Bedarf und besonders für die klinischen Konsequenzen des Selen-Mangels. Es mehren sich die Hinweise, daß ein Selen-Mangel Herz- und Tumorerkrankungen verursachen kann. Zur Zeit laufen intensive Untersuchungen zum Zusammenhang zwischen Selen-Mangel und dem Auftreten von Krebserkrankungen. Die bisher veröffentlichten Daten sind wirklich hoch interessant.

Sehr gute, epidemiologische Studien aus China zeigen, daß in Selen-Mangel-Gebieten – z. B. in Xiang im Nordosten von China – viel häufiger Krebserkrankungen auftreten als in Nicht-Mangelgebieten, und daß bestimmte Tumorarten davon besonders betroffen sind wie z. B. das Magenkarzinom. Ganz neue Interventionsstudien belegen jetzt, daß die Tumorhäufigkeit, hier vor allem die des Magenkrebses, durch Substitution mit Selen deutlich zurückgeht. Allerdings wurde Selen in Kombination mit Vitamin E und Betacarotin getestet.

Chinesische Studien

Frage: Kann man denn sagen, welcher Substanz die Hauptwirkung zuzuschreiben ist?

Schauder: Nein, leider nicht. Die erhebliche Bedeutung der zitierten Studien wird dadurch aber in keiner Weise geschmälert. Diese Interventionsstudien zeigen, welche enormen Möglichkeiten sich andeuten, durch Spurenelemente und Vitamine Krebsleiden zu verhindern. Natürlich besteht weiterer Forschungsbedarf, auch um zu klären, auf welchen Mikronährstoff in der getesteten Kombination die beschriebene Wirkung in erster Linie zurückgeht. Angesichts der vielen

Enorme Möglichkeiten zeichnen sich ab

Befunde, die einen rationalen Zugang ermöglichen, die Bedeutung der Mikronährstoffe für die Tumor-Prophylaxe weiter zu untersuchen, muß die Frage erlaubt sein, ob bei der Verteilung der riesigen Summen, die von der Gesellschaft zum Kampf gegen den Krebs aufgebracht werden, nicht andere Schwerpunkte gesetzt werden müssen.

Prophylaxe ist offenkundig besser

Auf wenigen Gebieten der Medizin ist es so offenkundig, daß Prophylaxe besser ist als Behandlung wie auf dem Gebiet der Tumorerkrankungen. Zurück zur möglichen Bedeutung von Selen: Auf Deutschland bezogen muß man sagen, daß wir in keinem so ausgeprägten Selen-Mangel-Gebiet leben und daß bei uns die Häufigkeit von Magenkarzinomen bei weitem nicht so hoch ist wie in Xiang. Ob Interventionsstudien in unserem Land deswegen ähnliche Ergebnisse zeigen würden wie in China, ist derzeit nicht zu beantworten.

Frage: Führt die Behebung eines geringfügigen Mangels an Mikronährstoffen zu mehr Gesundheit oder weniger Krankheiten?

Weniger Krankheiten...

Schauder: Dies ist eine sehr schwere Frage. Sie läßt sich nicht pauschal beantworten. Lassen Sie mich beginnen mit dem Aspekt »weniger Krankheiten«, und zwar am Beispiel des geringfügigen Mangels an Calcium oder Zink. Akut verursachen die jeweiligen geringen Mangelzustände keine klinischen Symptome. Die Konsequenz eines langfristig latenten Zinkmangels ist unklar; im Fall von Calcium entwikkelt sich eine Osteoporose.

...oder mehr Gesundheit

Das Problem »mehr Gesundheit« ist eher noch komplexer, schon wegen der umfassenden und idealistischen Definition des Begriffs »Gesundheit« durch die WHO. Natürlich ist es denkbar, daß z. B. der Ausgleich eines geringen Zinkdefizits das Immunsystem unterstützt und damit für »mehr Gesundheit« sorgt. Ich möchte mich aber nicht in Spekulationen und Semantik verheddern und ziehe es deswegen vor, Ihre Frage indirekt zu beantworten. Ich sehe keine Nachteile darin, geringfügige Mangelzustände an Mikronährstoffen auszugleichen, zumal sich dies durch eine abwechslungsreiche, gesunde Ernährung ohne weiteres erreichen läßt. Um auf das Selen zurückzukommen: Gute Selen-Quellen sind Fleisch, Fisch und andere tierische Produkte.

Frage: Kommt das nicht in Kollision mit den Empfehlungen der DGE, den Fleischverzehr generell zu beschränken?

Fisch gegen Fleisch austauschen

Schauder: Im Prinzip nicht, denn die DGE empfiehlt ja nicht den totalen Verzicht auf Fleisch, sondern nur eine Einschränkung. Dies ließe sich z. B. erreichen durch den Ersatz von 2 Fleischmahlzeiten pro Woche durch 2 Fischmahlzeiten. Ein zusätzlicher Nutzen dieser Maßnahme wäre – wie bereits besprochen – eine vermehrte Jodzufuhr.

Frage: Welche anderen Mikronährstoff-Defizite treten außerdem noch häufig auf?

Viele Mikronährstoff-Defizite

Schauder: Viele. Das bekannteste Beispiel ist der Eisenmangel. Recht häufig muß auch mit Zinkmangel-Zuständen gerechnet werden, etwa bei Patienten mit Leberzirrhose oder mit chronisch-entzündlichen Darmerkrankungen. Diese Patientengruppe neigt auch zu Vitamin-B-Mangel. Die Substitution kann über die Nahrung erfolgen, gegebenenfalls aber auch in Form von Supplementen. Vitamine-B-reiche Nahrungsmittel sind beispielsweise Getreide und Blattgemüse.

Hinsichtlich der Dosierung sollte man wissen, daß sich die Zufuhrempfehlungen am Bedarf der gesunden Bevölkerung orientieren. Der Bedarf im Krankheitsfall kann deutlich höher liegen. Unsere Kenntnisse auf diesem Gebiet sind jedoch noch lückenhaft. Es ist sicher sinnvoll, bei längerfristigen Erkrankungen gezielt nach Vitamin- und Spurenelement-Defiziten zu fahnden.

Höherer Bedarf im Krankheitsfall

Frage: Aus präventiv-medizinischen Gründen noch einmal gefragt: Wie ist ein Vitamin-B-Mangel zu verhindern?

Schauder: Wird eine abwechslungsreiche Mischkost verzehrt, ist die Gefahr eines Vitamin-B-Mangels eher gering. Wer sich hingegen einseitig ernährt, ist gefährdet. Als immer wieder zitiertes Beispiel sei die große Gruppe der Alkoholiker erwähnt. Wer seinen Kalorienbedarf überwiegend in Form von Alkohol deckt, entwickelt mit großer Wahrscheinlichkeit Zeichen eines Vitamin-B-Mangels, z. B. gestörte Bildung und Reifung der roten Blutkörperchen (Erythrozyten).

Abwechslungsreiche Mischkost

Frage: Zum Schluß noch eine Frage, die vor allem Kinder und Jugendliche, damit aber auch ihre Eltern angeht: Wie hoch schätzen Sie das Risiko, mit einer überwiegend aus fast-food bestehenden Ernährung eine Mangelsituation heraufzubeschwören?

Fast-food ist nicht gleich junk-food

Schauder: Das fast-food-Angebot ist in der Regel recht eintönig, so daß die Kriterien einer ausgewogenen, abwechslungsreichen Ernährung nicht immer erfüllt sind. In Kombination mit Getränken, die fast-food-Anhänger häufig konsumieren, kann es zu Mangelerscheinungen kommen. Der Genuß von phosphorreichen Cola-Getränken kann beispielsweise Störungen der Calcium-Resorption bewirken und damit auf lange Sicht die Ausbildung einer Osteoporose begünstigen. Es wäre jedoch nicht berechtigt, fast-food mit junk-food gleichzusetzen. Um Ihre Frage abschließend zu beantworten: Überwiegend fast-food: eher nicht; gelegentlich fast-food: es gibt Schlimmeres.

Claudia Thiel

Stillen ist der beste Schutz vor Allergien

Claudia Thiel,
Wiesbaden

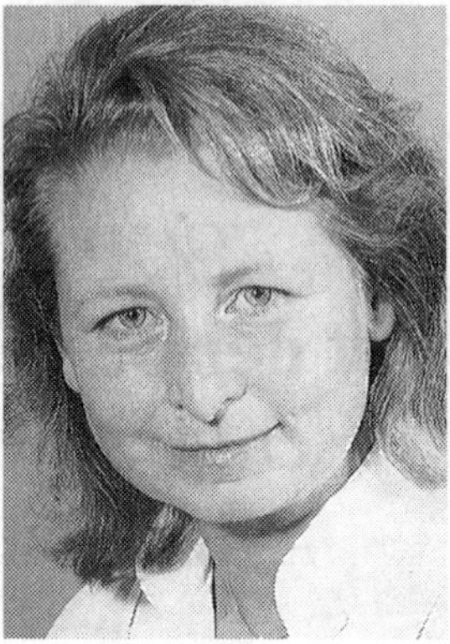

Frau Dr. med. Claudia Thiel hat in Frankfurt/Main Medizin studiert und sich schon früh schwerpunktmäßig mit allergischen Erkrankungen beschäftigt. Seit 1977 arbeitet die Internistin und Lungenärztin an der Deutschen Klinik für Diagnostik (DKD) in Wiesbaden ausschließlich auf dem Gebiet der Allergologie und leitet den entsprechenden Fachbereich der DKD seit 1987. Bei dem alle vier Jahre von der Deutschen Gesellschaft für Ernährung herausgegebenen Ernährungsbericht zeichnet sie verantwortlich für den Bereich Lebensmittel-Allergien und -Intoleranzreaktionen.

Frage: In Tageszeitungen und Frauenzeitschriften wird der Eindruck erweckt, daß die Allergien explosionsartig zunehmen, und daß insbesondere die steigende Zahl von Lebensmittel-Allergien auf die immer mehr um sich greifende Chemie in unseren Nahrungsmitteln zurückzuführen ist. Kann es sein, daß mit dem Begriff Allergie bisweilen sehr leichtfertig umgegangen wird?

Unklare Definition

Thiel: Das sind gleich mehrere Fragen. Zunächst einmal ist Ihr Eindruck richtig, daß die Definition der Allergie nicht zuletzt auch durch die Laienpresse eine ständige ungerechtfertigte Erweiterung erfährt. Außerdem führt wachsendes Umweltbewußtsein dazu, daß immer mehr Krankheiten als umweltbedingt und »allergisch« eingestuft werden.

Auslöser: naturbelassene Nahrungsmittel

Bei den Nahrungsmittel-Allergien bleibt festzustellen, daß es sich hierbei keinesfalls um neue und schon gar nicht um überwiegend zivilisationsbedingte Krankheiten handelt. Schon in vorchristlicher Zeit waren sie bekannt und ab dem 17. Jahrhundert finden sich in der Literatur zunehmend detaillierte Hinweise, ausgelöst durch naturbelassene Nahrungsmittel wie Reis, Mehl, Leinsamen, Orangen, Anis, Kuhmilch, Hühnerei usw. Daran hat sich im Grunde bis heute nichts geändert. Nach wie vor sind es ganz überwiegend natürliche Bestandteile (Eiweißbausteine aus pflanzlichen und tierischen Lebensmitteln), die für Nahrungsmittel-Allergien verantwortlich sind – deutlich seltener sind chemische Zusatzstoffe als Auslöser auszumachen.

Unverdächtige Zusatzstoffe

Die meisten Zusatzstoffe sind in dieser Hinsicht völlig unverdächtig; eine Rolle spielen lediglich einige Konservierungsstoffe (meist Benzoesäurederivate), bestimmte Farbstoffe (Tartrazin und Azofarbstoffe) und einige Antioxidantien (z. B. Schwefelverbindungen); alle anderen Zusatzstoffe spielen aus allergologischer Sicht eine völlig untergeordnete Rolle. Und noch eines ist zu beachten: Wenn Zusatzstoffe im Spiel sind, handelt es sich im Sinne der Definition fast nie um Allergien, sondern um Intoleranzreaktionen, die als Pseudo-Allergien bezeichnet werden.

Frage: Um den Unterschied zwischen Allergien als Immunreaktion und Pseudo-Allergien zu verstehen, erklären Sie uns bitte ganz kurz das menschliche Immunsystem.

Thiel: Das Immunsystem erkennt und bekämpft Fremdsubstanzen. Unspezifische Immunreaktionen sind quasi eine breite Abwehrfront mit sehr allgemeinen Aufgaben, während die spezifischen Immunantworten gleichsam das Werk von Spezialisten sind, von Lymphozyten und Antikörpern, die sich nach einem ersten Kontakt mit einer Fremdsubstanz (Antigen) bilden und fortan für dessen Bekämpfung zuständig sind. Mit einer Impfung beispielsweise verfolgt man das Ziel, genau diese spezifische Immunantwort zu stärken. Man konfrontiert den Organismus mit einer geringen Dosis bestimmter Antigene, damit sich Antikörper bilden können, um fortan gegen einen Ansturm eben dieser Antigene gewappnet zu sein.

Das Immunsystem...

...bekämpft Fremdsubstanzen

Frage: Nun gibt es aber auch Fremdsubstanzen, die keine uns bedrohenden Krankheitserreger sind, sondern beispielsweise lebensnotwendige Nahrungsmittel. Was macht das Immunsystem mit diesen »Fremden«?

Sind Lebensmittel Fremdsubstanzen?

Thiel: Damit sind wir mitten im Thema Allergie. Der normal veranlagte und auch sonst gesunde Organismus sträubt sich gegen solche

Allergene...

Fremdstoffe nicht, er macht sie sich zunutze, indem er sie verdaut und den unverdaulichen Rest wieder ausscheidet. Manche Menschen aber haben die Disposition in die Wiege gelegt bekommen, auf bestimmte zwar körperfremde, aber sonst unschädliche Stoffe so zu reagieren, als seien es krankmachende Antigene. Diese für den Gesunden unschädlichen Stoffe nennen wir in diesem Fall eines übereifrigen Immunsystems Allergene.

...sensibilisieren den Patienten

Beim erstmaligen Kontakt eines entsprechend veranlagten Organismus mit einem Allergen passiert erkennbar noch gar nichts, tatsächlich jedoch werden sozusagen Gedächtniszellen auf dieses Allergen programmiert, der Patient ist sensibilisiert. Beim abermaligen Zusammentreffen mit dem Allergen kommt es dann zur Freisetzung von Antikörpern.

Antigen-Antikörper-Reaktion

Dies nennt man eine Antigen-Antikörper-Reaktion oder auch eine allergische Reaktion. Im günstigsten Fall entsteht irgendwo ein leichter Juckreiz, im schlimmsten Fall kommt es als Folge der Allergie zum eventuell lebensbedrohenden Asthma-Anfall oder zum lebensbedrohenden Schock (anaphylaktischer Schock).

Frage: Und wie hat man sich eine Pseudo-Allergie vorzustellen?

Thiel: Intoleranzreaktionen liegt keine primäre Immunantwort zugrunde, also keine Antigen-Antikörper-Reaktion. Die Symptomatik allerdings ist in ihrem klinischen Erscheinungsbild den echten Allergien ähnlich, vielfach sogar fast identisch.

Allergien und Pseudo-Allergien

Frage: Welche Rangstelle nehmen Lebensmittel-Allergene unter den Allergenen insgesamt ein?

Thiel: Für die meisten Allergien sind Pollen und Hausstaubmilben verantwortlich, gefolgt von Tieren im Haus. Erst dann kommen die Lebensmittel.

Hitliste der Allergene...

Frage: Gibt es so etwas wie eine Hitliste der Allergene, wenn wir uns auf die Nahrungsmittel-Allergien beschränken?

...bei tierischen

Thiel: Wenngleich auch jedes nur erdenkliche Nahrungs- oder Genußmittel im Einzelfall eine allergische Reaktion auslösen kann, so sind es doch ganz bestimmte Lebensmittel, die besonders häufig zu klinisch relevanten Situationen führen. Dazu gehören im tierischen Bereich Kuhmilch und Hühnerei, Fische, Schalentiere und schon seltener Krustentiere und Fleisch. Die Zahl der potentiellen Allergene in pflanzlichen Nahrungsmitteln ist analog zu ihrem Variationsreichtum wesentlich größer.

...und pflanzlichen Lebensmitteln

Mögliche Auslöser bedrohlicher Reaktionen sind hier vor allem Haselnuß, Kamille, Sonnenblumensamen, Malz, Bohne, Erbse, Erdnuß, Mohn, Sesam, Apfel, Fenchel, rohe Karotte und ganz besonders Sellerie. Verstehen Sie diese Liste aber bitte nicht als Gewichtung.

Frage: Gibt es bei den Pflanzen hinsichtlich der Sensibilisierung einen Renner?

Thiel: Es gibt ganz eindeutig Kreuzreaktionen zwischen Blütenstaub und dem, was diese Pflanzen uns später als Nahrungsmittel präsentieren. Das krasseste Beispiel sind Apfel und Haselnuß. Die meisten Apfel- und Haselnuß-Allergiker findet man unter den Baumpollen-Allergikern; hier gibt es nur etwa 10% Ausnahmen.

Apfel und Haselnuß an der Spitze

Sie fragten nach einer Hitliste. Aus meiner klinischen Erfahrung heraus würde ich nach Häufigkeiten folgendermaßen sortieren: Apfel, Haselnuß, Kiwi, Soja, Sellerie, Getreide, Gewürze, Erdnüsse. Was danach kommt, ist eher der Kategorie »selten« zuzuordnen. Kohl-Allergien sind z. B. ausgesprochene Raritäten. Viele Allergene aus dem pflanzlichen Bereich sind ausgesprochen hitzelabil, d. h. sie verlieren im Kochtopf ihre allergene Potenz. Deswegen wohl sehen wir so selten Kartoffel-Allergien, weil Kartoffeln praktisch nur nach intensiver Hitzebehandlung verzehrt werden.

Frage: Sind bei den aufgezählten Lebensmitteln deren natürliche Bestandteile für die allergische Reaktion verantwortlich oder die Spritzmittel und die bei der Verarbeitung hinzugefügten Zusatzstoffe?

Spritzmittel und Zusatzstoffe sind keine Allergene

Thiel: Als Allergene im Sinne der besprochenen Definition spielen die Spritzmittel und die chemisch definierten Zusatzstoffe keine Rolle, denn ihnen fehlt die für ein Antigen erforderliche Proteinstruktur, die Molekülgröße. Chemikalien mögen eine bestimmte toxische Potenz haben, aber die haben sie dann für jeden Menschen – mit dem Phänomen Allergie hat das nichts zu tun.

Frage: Bitte geben Sie uns einen Eindruck von der Größenordnung, wie häufig Allergien und Intoleranzreaktionen in der Bevölkerung auftreten.

10-20 Prozent sind Allergiker

Thiel: Wir gehen heute davon aus, daß 10-20% unserer Gesamtbevölkerung Allergiker sind (der Anteil der Lebensmittel-Allergiker wird mit 2-7% der Gesamtbevölkerung angegeben) – wobei das die ganze Palette von Bagatellfällen bis zu Schwerstkranken einschließt. Demgegenüber haben schätzungsweise nur 1% der Gesamtbevölkerung Probleme mit Zusatzstoffen im Sinne von Intoleranzreaktionen.

Forschungsdefizit

Alle Zahlen, die man in diesem Zusammenhang nennt, sind mit einem gewissen Unsicherheitsfaktor behaftet, denn hier besteht ein erhebliches Forschungsdefizit. Das betrifft die Grundlagenforschung, insbesondere aber die Epidemiologie von allergischen Erkrankungen allgemein und noch stärker die Epidemiologie von Lebensmittel-Allergien und -Intoleranzreaktionen.

Frage: Welche Organsysteme sind vor allem von allergischen Reaktionen betroffen?

Am häufigsten ist die Haut betroffen...

Thiel: In der Reihenfolge ihrer Häufigkeit sind es die Haut, die Atemwege und der Magen-Darm-Kanal. Symptome von seiten der Haut (Urtikaria, Quincke-Ödem, Juckreiz, Ekzeme) stellen mit über 40%

das größte Kontingent dar, Symptome der oberen und der unteren Luftwege (Kehlkopfschwellung, Schnupfen, Asthma, Bindehautentzündung) sind mit etwa 20-25 % beteiligt, während Symptome des Gastrointestinaltraktes mit etwa 20 % angegeben werden, Symptome von Seiten des Herz- und Kreislaufsystems wie Präschock und Schock mit etwa 6 % – diese Zahlen beziehen sich nur auf das allergologische Krankengut.

...am seltensten das Kreislaufsystem

Eine Vielzahl der Patienten ist polysymptomatisch und polyvalent sensibilisiert, d. h. sie reagieren mit Symptomen in verschiedenen Organsystemen und sie sind gleichzeitig gegen mehrere Allergene sensibilisiert.

Frage: Und wie manifestieren sich Intoleranzreaktionen in aller Regel?

Thiel: Die meisten Reaktionen durch sog. Pseudoallergene werden im Bereich der Haut beobachtet, für das Asthma beim Erwachsenen sind Intoleranzreaktionen beispielsweise durch Farbstoffe kaum beobachtet worden. Hingegen spielen Antioxidantien wie insbesondere Sulfite bei Patienten mit Nasenschleimhautentzündung und Asthma in etwa 5 % der Fälle eine wesentliche Rolle.

Sulfite spielen eine Rolle

Streitfall Neurodermitis

Sehr umstritten ist die Bedeutung von Lebensmittel-Zusatzstoffen für die Auslösung und Unterhaltung der Neurodermitis im Kindesalter. Lebensmittel-Allergien können mitverantwortlich sein, jedoch sind sie wie auch Intoleranzreaktionen auf Zusatzstoffe praktisch niemals als alleinige Ursache anzuschuldigen.

Frage: Welche Rolle spielt es für den Patienten, ob er nun allergisch oder pseudoallergisch reagiert?

Einmal Allergiker – immer Allergiker

Thiel: Nehmen wir als Beispiel einen Wein-Asthmatiker (pseudoallergische Reaktion auf Schwefelverbindungen im Wein) und einen Tierhaar-Asthmatiker (allergische Reaktion). Letzterer kann todkrank werden, wenn er seine Katze behält, denn er ist und bleibt Allergiker. Der Wein-Asthmatiker dagegen wird gesund sein, wenn er in Zukunft den Wein wegläßt. Jemandem, der pseudoallergisch auf einen Farbstoff reagiert, kann ich mit gutem Gewissen sagen, daß er daran nicht sterben wird. Einem Patienten, der hochgradig allergisch auf Hühnerei oder Fisch ist, kann ich das nicht sagen.

Genaue Diagnostik unerläßlich

Für den Patienten mag es egal sein, wie ich seine Beschwerden nenne, ich als Arzt aber muß mir sehr wohl ein Bild davon machen, ob es sich um eine Allergie oder um eine Intoleranzreaktion handelt. Denn eine Allergie bleibt leider oft nicht stehen, es gibt das Phänomen der Weitersensibilisierung.

Frage: Lebensmittel-Allergien scheinen zuzunehmen. Wie ist das zu erklären?

Thiel: Sie scheinen nicht nur zuzunehmen, sie nehmen tatsächlich zu. Was im Grunde nicht überraschend ist, wenn man sich die Allergenüberladung ansieht, der bei uns insbesondere schon Kleinkinder ausgesetzt sind. Die Kinder haben im ersten Lebensjahr – in dieser Lebensphase sind sie ganz besonders leicht zu sensibilisieren – praktisch schon das ganze Lebensmittelrepertoir des Erwachsenen im Mund gehabt, von allem bekommen sie mal einen Happen oder einen Schluck.

Lebensmittel-Allergien nehmen zu

Und dann betrachten Sie einmal die Vielfalt der heute angebotenen Lebensmittel im Vergleich zu den Ernährungsgewohnheiten unserer Vorfahren. Einst hatte der Mensch einer bestimmten Region etwa 100 verschiedene Pflanzen zur Auswahl und später auch ein wenig Fleisch, wobei sich das Grundrepertoir aus nicht mehr als 13 Nahrungsmitteln zusammensetzte. Unser heutiges

Das Angebot hat sich vervielfacht

Grundrepertoir ist leicht um das Zehnfache größer. Folglich haben sich auch die potentiellen Allergene, mit denen wir in Kontakt kommen, mindestens verzehnfacht.

Mehr Allergien, nicht mehr Allergiker

Die Zahl der Nahrungsmittel pro Patient, die er nicht verträgt, nimmt stärker zu als die Zahl der Lebensmittel-Allergiker. Die Zahl der Menschen mit einer genetisch bedingten Allergie-Neigung nimmt geringer zu, aber sehr viel mehr Allergiker als früher vermutet, sind polyvalent sensibilisierbar.

Diät ohne Zusatzstoffe

Frage: In welchen Fällen ist es für Patienten sinnvoll, nach einer Diät zu leben, die frei von Zusatzstoffen ist?
Thiel: Eine solche Diät ist bei bestimmten Krankheitsbildern (atopische Dermatitis, »Nesselsucht«, Asthma bronchiale) dann gerechtfertigt, wenn deren Ätiologie nicht ausreichend geklärt werden kann und entsprechende Hinweise in der Anamnese vorliegen.

Frage: Bei Patienten mit Ekzemen wird häufig eine Nickelkontaktallergie vermutet und zu einer streng nickelarmen Diät geraten. Ist das in jedem Fall gerechtfertigt?
Thiel: Die Einhaltung einer kompromißlosen nickelarmen Diät ist

mit erheblichen Einschränkungen im Nahrungsangebot verbunden. Sie ist nur dann gerechtfertigt, wenn der orale Provokationstest bei chronischen, generalisierten Ekzemen oder schwer verlaufenden Handekzemen mit Therapieresistenz und sicher bestätigter Nickelkontaktallergie positiv ausfällt. Nicht gerechtfertigt ist eine solche Diät über lange Zeiträume, wenn nur eine Modeschmuckallergie festgestellt wird. Relativ hohe Nickelgehalte weisen Kakaoprodukte und Nüsse auf, verhältnismäßig gering ist der Gehalt in Muskelfleisch, Eiern und Fisch.

Nickelarme Diät nur selten gerechtfertigt

Frage: Insbesondere in Laienkreisen wird das hyperkinetische Syndrom im Kindesalter ursächlich mit Ernährungsfaktoren unter Einschluß allergischer und pseudoallergischer Reaktionen in Verbindung gebracht. Wie steht die Medizin hierzu?

Brauchen hyperkinetische Kinder...

Thiel: In diesem Zusammenhang wird von Laienorganisationen insbesondere auch die Hypothese der Phosphatintoleranz aufrecht erhalten. Es werden immer wieder einzelne Kinder beobachtet, die von einer sog. oligoantigenen, d. h. allergenarmen, Diät profitieren. Die phosphatreduzierte Diät hat sich je-

...eine phosphatarme Diät?

doch bisher nur in Laienkreisen durchgesetzt. Nach streng wissenschaftlichen Kriterien (Studien im Doppelblind-Design) konnte der Nutzen einer solchen Diät bislang nicht ausreichend nachgewiesen werden – Einzelfälle ausgenommen. Das ist insofern wichtig, als eine phosphatreduzierte Diät die Sicherstellung der ausgewogenen Ernährung in Frage stellen kann, so daß die Folgen dieser Diät auf längere Sicht unter Berücksichtigung der physiologischen Wirkungen von Phosphat im Organismus gar nicht abzuschätzen sind.

Risikokinder

Frage: Wie ist den Allergien unter präventiven Gesichtspunkten beizukommen? Gibt es beispielsweise Kinder mit einem erhöhten Allergie-Risiko?

Stillen ist der beste Schutz

Thiel: Von Risikokindern sprechen wir, wenn beide Elternteile allergische Erkrankungen haben (ca. 5% der Neugeborenen). Einigkeit besteht unter den Experten über den präventiven Nutzen des Stillens über 4-6 Monate bei Vermeidung von Kuhmilch, Hühnerei und Fisch während des ersten Lebensjahres. Dies gilt für alle Kinder, insbesondere aber für Risikokinder. Ein Vorteil des Austausches von Kuhmilch gegen

Sojamilch ist nicht kritiklos zu empfehlen. Viele Kinder sensibilisieren sich gerade gegen Soja.

Tierhaare vermeiden

Neben präventiv-diätetischen Maßnahmen ergibt sich aber auch die Notwendigkeit der gleichzeitigen Vermeidung des Passivrauchens und der Allergenarmut im häuslichen Umfeld (Hausstaubmilben, Tierhaare). Noch keine einheitliche Meinung gibt es zu der Frage, ob sich die Mutter im letzten Trimenon der Schwangerschaft und während des Stillens allergenarm ernähren sollte. Bei Hoch-Risikokindern kann eine solche Maßnahme erforderlich werden.

Frage: Manche Menschen haben Aversionen gegen bestimmte Lebensmittel. Könnte hier ein Zusammenhang mit Allergien bestehen?

Aversionen ernst nehmen

Thiel: Es gibt Aversionen, die als eingebaute Schutzfunktionen zu verstehen sind. Solange diese Aversionen noch instinktiv – d. h. noch nicht durch Nachahmung oder Werbung verbildet – sind, sollte man ihnen im Kindesalter nachgeben. Wenn ein solches Kind essen muß, was auf den Tisch kommt, kann das zu dramatischen Schicksalen führen.

Frage: Ihre Aussage, daß es in allererster Linie die natürlichen Bestandteile von Lebensmitteln sind, die zu Allergien führen können, während die durch Zusatzstoffe auslösbaren Intoleranzreaktionen sowohl zahlenmäßig als auch hinsichtlich ihrer Bedrohlichkeit eine weit geringere Rolle spielen, steht im klaren Gegensatz zu den Aussagen mancher Verbraucherverbände...

Es fehlt an sachlicher Aufklärung

Thiel: Solange Verbraucherverbände vernünftig aufklären, sind sie sehr hilfreiche Einrichtungen. Nur erlebe ich es leider relativ häufig, daß sie nicht sachlich aufklären, sondern geradezu ideologisch einer Industriefeindlichkeit verpflichtet sind, die aus meiner Sicht fatale Auswirkungen hat.

Panikmache durch bewußte Verdrehung

Vielfach werden die Verbraucher nicht beraten, sondern in Panik versetzt – und zwar nicht aufgrund von Fakten, sondern aus einer ideologischen Denkweise heraus, die Tatsachen nicht akzeptiert, sondern bewußt verdreht. Die allermeisten Lebensmittel bedürfen in unserem Markt nun einmal einer bestimmten Behandlung – und zwar zum Schutz der Verbraucher. In diesem Zusammenhang muß allerdings kritisch angemerkt werden, daß die Lebensmittel-Kennzeichnungsverordnung aus allergologischer Sicht in einigen Teilen nach wie vor unzureichend ist.

Helmut Oberritter

Essen mit Verstand liegt im Trend

Helmut
Oberritter,
Frankfurt/
Main

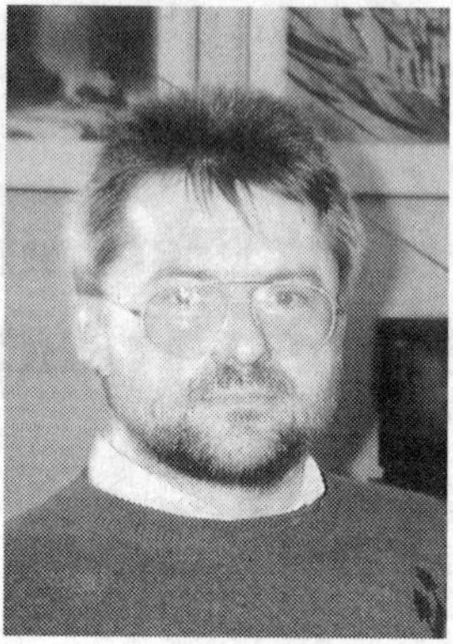

Der Ernährungswissenschaftler Dr. Helmut Oberritter hat sich bei der Deutschen Gesellschaft für Ernährung (DGE) fünf Jahre lang als Referatsleiter um die Ernährungsberatung gekümmert und ist seit 1990 wissenschaftlicher Leiter dieser in Frankfurt am Main ansässigen öffentlichen Einrichtung.

Frage: Welches sind die Aufgaben der Deutschen Gesellschaft für Ernährung und wer steht hinter dieser Einrichtung?

Oberritter: Wir sind ein eingetragener gemeinnütziger Verein, der seine Ziele frei von wirtschaftlichen und politischen Interessen verfolgt. Unsere Aufgabe ist es, neue ernährungswissenschaftliche Forschungsergebnisse zusammenzutragen, auszuwerten und in Empfehlungen umzumünzen, die in die Praxis umsetzbar sind.

Empfehlungen für die Praxis...

Geleitet wird die DGE von einem ehrenamtlich tätigen Präsidium, dem 30 renommierte Wissenschaftler verschiedener Fachrichtungen angehören. An der Universität Düsseldorf unterhalten wir ein eigenes Institut für Ernährungsberatung und Diätetik. Etwa 80% unseres Jahresetats (1993 ca. 6 Millionen DM) stellen Bund und Länder über öffentliche Mittel zur Verfügung. Den Rest decken wir durch eigene Einnahmen sowie durch Beiträge unserer etwa 2.500 Mitglieder.

...auf der Basis von Expertenwissen

Kurz gesagt: Unsere Aufgabe ist es, über die Bedeutung und die vielfältigen Aspekte einer gesunden Ernährung aufzuklären. Wir sind in den Fragen Essen und Trinken ein der Wissenschaft verpflichteter un-

Ansprechpartner in allen Ernährungsfragen

abhängiger und kompetenter Partner der Bevölkerung.

Anregungen oder Vorschriften?

Frage: Diese wissenschaftlich fundierten Erkenntnisse sind in den sog. »10 Regeln der DGE für eine vollwertige Ernährung« zusammengefaßt. Sind diese Regeln im Sinne von reglementierenden Vorschriften zu verstehen?
Oberritter: Wir verstehen unsere Regeln nicht als Vorschriften, sondern als Anregungen und Hinweise für eine zeitgemäße Ernährung, die beste Voraussetzungen für Gesundheit und Wohlbefindenden bietet, die fit und aktiv erhält.

Essen ist weit mehr als Genuß

Wer seine Ernährung danach ausrichtet, was entweder für den Moment gerade höchsten Genuß verspricht oder gerade am leichtesten verfügbar ist, der strapaziert seinen Organismus und vergißt die wichtigste Aufgabe unserer Ernährung, nämlich die Zufuhr aller Betriebsstoffe, also der Nährstoffe, die der Mensch zum Leben, zum Wachsen, zum Denken, zum Wohlbefinden braucht – und zwar weder zu wenig noch zu viel.

Frage: Bitte erläutern Sie die einzelnen Regeln und erklären Sie ihren wissenschaftlichen Hintergrund.

Welche Regel beispielsweise ist so wichtig, daß sie den prominenten ersten Platz einnimmt?

Von allem etwas...

Oberritter: Die erste Regel lautet »Vielseitig – aber nicht zuviel«. Es ist wichtig für den Organismus, alle essentiellen Nährstoffe in der richtigen Menge zu erhalten. Diese Grundforderung der Ernährungswissenschaft ist einzig und allein durch eine vielseitige Kostform zu gewährleisten, in der alle Lebensmittelgruppen vertreten sind, denn jede Lebensmittelgruppe ist bezüglich der Nährstoffzusammensetzung anders charakterisiert und liefert andere Nährstoffe.

...aber nicht zuviel

Wenn man sich auf eine oder wenige Produktgruppen beschränkt, läuft man Gefahr, mit bestimmten Nährstoffen gar nicht oder zu knapp versorgt zu werden, während andere Nährstoffe kumulativ zu viel zugeführt werden. Durch die vielfältige Zusammenstellung des Speiseplans läßt sich auch am besten eine Belastung durch unerwünschte Stoffe in der Nahrung vermeiden.

Frage: Der zweite Teil der ersten Regel heißt »aber nicht zuviel«. Wie ist das am besten in die Praxis umzusetzen?

Mit der Waage auf Du und Du

Oberritter: Dieser Teil der Regel bezieht sich auf die Nahrungsmenge, auf die Kalorien oder die Joule, also auf den Energiegehalt der täglichen Ernährung. Wir sollten gerade soviel essen, daß wir kein Über- oder Untergewicht bekommen. Nehmen wir zu, ist die Ernährung überkalorisch – wir führen dem Organismus mehr Energie zu als er verbraucht, so daß der Körper die überschüssige Energie in Form von Depotfett speichert. Nehmen wir ab, ist die gewählte Kostform unterkalorisch. Ziel ist es, das erstrebenswerte Sollgewicht zu halten – das wird mit einer Ernährung erreicht, bei der Energiezufuhr und Energieverbrauch etwa gleich sind.

Frage: Gibt es eine einfache Faustregel für dieses erstrebenswerte Sollgewicht?

Faustregel für das richtige Gewicht

Oberritter: Es gibt zwar präzisere, aber dafür auch kompliziertere Formeln – ausreichend für den Hausgebrauch ist der Daumenwert »Körpergröße in cm minus 100 ergibt das Sollgewicht in kg«. Wer nicht nur das Sollgewicht, sondern das Idealgewicht halten möchte, sollte hiervon noch einmal rund 10% abziehen.

Am präzisesten ist der sog. body-mass-index (BMI); hier lautet die Formel »Kilogramm Körpergewicht geteilt durch Körpergröße in Metern zum Quadrat«. Der wünschenswerte Index sollte bei Männern zwischen 20 und 25, bei Frauen zwischen 19 und 24 liegen. Krankhaftes Übergewicht liegt bei einem BMI über 30 vor.

Am präzisesten ist der BMI

Frage: Können wir – um sicher zu sein, daß wir Sie richtig verstanden haben – einmal meinen BMI errechnen? Ich bin 178 cm groß und wiege 70 kg.

Oberritter: 70 geteilt durch Ihre Größe in Metern zum Quadrat, also geteilt durch 1,78 x 1,78 = 3,17, ergibt einen BMI von 22,1. Das ist ein erstrebenswerter Wert. Hätte dagegen eine Frau von 160 cm Ihr Gewicht, ergäbe sich ein BMI 27,3. Dann wären wir nahe an der Grenze, an der pathologisches Übergewicht beginnt.

Frage: Zurück zu den 10 Regeln der DGE. Welches ist die zweite Regel?

Oberritter: Sie lautet »Weniger Fett und fettreiche Lebensmittel«, denn zuviel Fett macht fett. Es ist eindeutig erwiesen, daß eine zu fett-

Zuviel Fett macht fett

reiche Ernährung zahlreiche Gesundheitsrisiken mit sich bringt. Die Prävention von Erkrankungen kann am besten dadurch gewährleistet werden, daß man fettärmer ißt. Unsere Zielvorgabe lautet, den Fettkonsum der Durchschnittsbevölkerung um 10% der Tageskalorien zu reduzieren. Zur Zeit stammen etwa 40% unserer täglich mit der Nahrung aufgenommenen Energie aus Fett, es sollen aber nur 30% sein.

Lieber mehr Kohlenhydrate

Die beim Fett einzusparenden 10% würden wir gern bei den Kohlenhydraten aufschlagen. Mit diesem Austausch wären eigentlich alle Probleme gelöst, denn dann äßen wir mehr stärkereiche Lebensmittel, mehr ballaststoffreiche Lebensmittel, die dem Organismus vor allem viele Mineralstoffe und Vitamine zuführen.

Häufig fehlen bestimmte Nährstoffe

Die an Fetten zu reiche und an Kohlenhydraten zu arme Ernährung, wie sie heute noch bei uns üblich ist, geht häufig gleichzeitig mit einer unzureichenden Zufuhr an bestimmten essentiellen Nährstoffen und einem überkalorischen Energieangebot einher.

Frage: Hat bei den Fetten die sog. Dreier-Regel noch Bestand?

Oberritter: Sie hat nach wie vor Bestand und besagt, daß die wünschenswerte Fettmenge – nämlich 30% der Tageskalorien – sich zu etwa gleichen Teilen aus gesättigten, einfach ungesättigten und mehrfach ungesättigten Fettsäuren zusammensetzen sollte. Außer daß wir heute insgesamt zu viel Fett zu uns nehmen, ist dieses Fett auch noch falsch zusammengesetzt, denn wir essen zu viel gesättigte Fettsäuren und zu wenig mehrfach ungesättigte Fettsäuren. Sieht man von wenigen Ausnahmen ab, kann man davon ausgehen, daß tierische Lebensmittel in aller Regel mehr gesättigte Fettsäuren enthalten, während pflanzliche Öle und Fette sowie aus ihnen hergestellte Produkte reich an mehrfach ungesättigten Fettsäuren sind. Von diesen mehrfach ungesättigten Fettsäuren zählen einige zu den essentiellen Fettsäuren, d. h. der Körper benötigt sie, kann sie aber nicht selbst synthetisieren – sie müssen also mit der Nahrung zugeführt werden.

Die Dreier-Regel...

...hilft bei der Wahl...

...der richtigen Fette

Frage: Die dritte Regel lautet »Würzig, aber nicht salzig«. Was ist gegen Salz einzuwenden?

Oberritter: Es wird immer deutlicher, daß es sehr viele Menschen

Salz treibt den Blutdruck hoch...

gibt, die salzsensitiv sind und auf hohen Salzkonsum mit einer Blutdruckerhöhung reagieren. Auf der anderen Seite wissen wir, daß eine sehr salzreiche Ernährung auch zur Krebs-Entstehung beitragen kann.

...und kann Krebs begünstigen

Es ist daher ein bevölkerungspolitisch wichtiges Ziel, den Salzkonsum zu drosseln und die Speisen stattdessen mit Kräutern und Gewürzen schmackhaft zu machen.

Frage: Plädieren Sie dafür, den Salzstreuer völlig vom Tisch zu verbannen?

Oberritter: Es gibt zwei Möglichkeiten: Entweder man verzichtet auf das Nachsalzen bei Tisch oder auf den Einsatz von Salz bei der Zubereitung in der Küche.

Frage: Die vierte Regel lautet »Wenig Süßes«. Welche Gefahr birgt der Zucker?

Zucker liefert nur leere Kalorien

Oberritter: Süßes liefert Energie, aber kaum Nährstoffe. Zuviel Zukker verursacht Karies und trägt leicht zu einer überkalorischen Ernährung bei. Wer gern Süßes ißt, wird zwar schnell satt, aber auch schnell wieder hungrig, überlastet sich mit Kalorien und verdrängt nährstoff- und ballaststoffreiche Lebensmittel vom Speiseplan.

Frage: Redet die DGE also den Süßstoffen das Wort?

Oberritter: Eigentlich nicht, denn nach unserem Verständnis bewirken die Süßstoffe keine wirkliche Veränderung des Verzehrsverhaltens. Wenn man das Geschmackserlebnis Süß nicht bewußt reduziert, bleibt das Süß-Verlangen hoch und man wird dieses Verlangen nicht durchgehend mit Süßstoff befriedigen, sondern immer wieder auch mit Zucker-gesüßten Speisen. Unser Einwand gegen Süßes bezieht sich übrigens auch auf Getränke wie Cola-Zubereitungen und Limonaden.

Süßstoff ist nicht der Weisheit letzter Schluß

Frage: Die Regeln 2 bis 4 ermahnen uns, Fett, Salz und Süßes zu reduzieren. In welchem Bereich sollten wir denn zulegen?

Oberritter: Damit befaßt sich die fünfte Regel, die lautet »Mehr Vollkornprodukte«, denn sie liefern wichtige Nähr- und Ballaststoffe. Vollkornbrot, Naturreis, Getreidegerichte, Vollkornnudeln oder Müsli enthalten günstige Kohlenhydrate. Neben den für die Verdauung wichtigen Ballaststoffen liefern sie zusätzlich Vitamine, Mineralstoffe und Spurenelemente. In die Praxis umzusetzen ist dies, indem öfter auf die Vollkornvariante eines Produktes

Ein Plädoyer fürs volle Korn...

zurückgegriffen wird. Weißmehlprodukte sind für uns kein Tabu, aber ihre Vorrangstellung sollte zugunsten der Vollkornprodukte abgebaut werden.

...sowie für Gemüse, Kartoffeln und Obst

Frage: Zielt auch die sechste Regel auf ein Mehr an Kohlenhydraten, Vitaminen, Mineral- und Ballaststoffen?

Oberritter: So ist es! Diese Regel lautet »Reichlich Gemüse, Kartoffeln und Obst«, denn diese Lebensmittel gehören in den Mittelpunkt einer gesunden Ernährung. Sie sind energiearm, bieten aber sehr viele Nährstoffe.

Viele Nährstoffe und wenig Energie

Anders ausgedrückt: Sie bieten bei geringer Energiedichte eine hohe Nährstoffdichte. Diese vorgegebene hohe Nährstoffdichte darf man bei der Zubereitung natürlich nicht wesentlich verändern, indem man beispielsweise viel Fett zugibt, denn dann relativiert sich der positive Aspekt dieser Lebensmittel wieder.

Frage: Also weniger Fett und mehr Kohlenhydrate – wie steht es um die Eiweiße?

Oberritter: Die siebte Regel lautet »Weniger tierisches Eiweiß«. Hierbei stehen nicht so sehr die Eiweiße selbst im Blickpunkt, sondern vielmehr die tierischen Lebensmittel, die in aller Regel zu wenig Kohlenhydrate und zu viel Fette liefern. Günstig für eine vollwertige Ernährung sind pflanzliches Eiweiß in Kartoffeln, Hülsenfrüchten und Getreide; aber auch Milch, fettarme Milchprodukte und vor allem Fisch sind wertvolle Eiweißlieferanten. Der Verzehr weiterer tierischer Eiweißquellen wie Fleisch, Wurst und Eier, die relativ viel Fett, Cholesterin und Purine enthalten, sollte zugunsten von Fisch und fleischlosen Speisen eingeschränkt werden. Wer pro Woche einen oder zwei Fisch-Tage und drei vegetarische Tage einlegt, kommt dieser Regel sehr nahe.

Zurückhaltung bei tierischen Lebensmitteln

Frage: Die achte Regel heißt »Trinken mit Verstand«. Wie hoch ist der tägliche Flüssigkeitsbedarf?

Trinken mit Verstand

Oberritter: Wasser ist unser wesentliches Lebensmittel, Wasser ist unentbehrlich – dagegen braucht der Körper keinen Tropfen Alkohol. Unser Organismus benötigt täglich bis zu zweieinhalb Liter Wasser, wenn er fehlerfrei funktionieren soll. Davon ist in der festen Nahrung schon einiges enthalten, aber im Minimum sollten wir täglich eineinhalb Liter trinken, wofür sich

Ohne Wasser geht gar nichts

Wasser und Mineralwasser, Gemüsesäfte, ungesüßte Früchte- und Kräutertees und verdünnte Obstsäfte, in Maßen auch ungesüßter schwarzer Tee und Kaffee eignen.

Alkohol ist kein Durstlöscher

Alkoholische Getränke, die für einen bestimmten Personenkreis aus gesundheitlichen Gründen total verboten sind, sollten allenfalls zum gelegentlichen Genuß, nicht aber als alltägliche Durstlöscher getrunken werden.

Frage: Die neunte Regel besagt »Öfter kleinere Mahlzeiten«. Hat diese Empfehlung einen ernährungsphysiologischen Gesichtspunkt?

Leistungstief nach üppigem Essen

Oberritter: Eigentlich nicht, sie zielt vielmehr darauf ab, optimale Leistungsfähigkeit über den ganzen Tag zu erhalten. Jeder weiß, daß man nach einer üppigen Mahlzeit in ein Leistungstief kommt, daß man müde wird, weil der Organismus all seine Kräfte auf die Verdauung konzentrieren muß. Wir empfehlen drei verkleinerte Hauptmahlzeiten und zwei zusätzliche Zwischenmahlzeiten, die jeweils etwa 10% der täglichen Energiezufuhr abdekken sollten.

Frage: Die letzte Regel befaßt sich

mit der Zubereitung. Ist diese Regel so wichtig wie die übrigen oder ist sie nur formuliert worden, damit in Analogie zu den Zehn Geboten der Bibel eine runde Zahl präsentiert werden kann?

Nährstoffverluste im Kochtopf

Oberritter: Die zehnte Regel »Schmackhaft und nährstoffschonend zubereiten« ist sicherlich ein wichtiger Punkt. Mit dieser Regel soll erreicht werden, die ursprünglich in den Produkten enthaltenen Nährstoffe auch auf den Tisch zu bringen. Durch zu lange Lagerung, falsche Vorbereitung, zu langes Kochen, Wiederaufwärmen und durch die Verwendung von zu viel Wasser beim Garen werden viele lebensnotwendige Nährstoffe zerstört und ausgelaugt.

Kurz garen mit wenig Wasser und Fett

Es sollte so kurz wie möglich gegart und dabei wenig Wasser und Fett verwendet werden. So bleiben nicht nur die Nährstoffe, sondern auch der Eigengeschmack der Speisen erhalten.

Werden die Regeln befolgt?

Frage: Diese zehn Regeln werden von der DGE, immer mal wieder leicht modifiziert, nun schon seit Jahren propagiert. Gerade ist von Ihrer Gesellschaft der neueste Ernährungsbericht, der Ernährungsbericht 1992, vorgelegt worden. Ist aus ihm abzulesen, daß die Regeln tatsächlich auch beherzigt werden?

Trend zum Besseren

Oberritter: Wenn man sämtliche Ernährungsberichte, die alle vier Jahre veröffentlicht werden, zusammenfaßt, muß man nach wie vor feststellen, daß wir uns falsch ernähren. Es wird nach wie vor überkalorisch und zu fett gegessen, was in der Umkehr heißt: zu wenig Kohlenhydrate. Aber es gibt Trends, die zeigen, daß sich die Waage neigt. Es sind Zunahmen im Verbrauch von Getreideprodukten, Gemüse, Obst, Frischmilcherzeugnissen, Käse und Geflügelfleisch sowie Fisch zu erkennen, außerdem eine Stagnation im Verbrauch von Zucker und Fetten sowie ein rückläufiger Verzehr von Eiern und Fleisch. Das sind lauter Schritte in die richtige Richtung, die uns optimistisch stimmen. Unsere wesentliche Zielrichtung ist es jetzt, diese Trends zu verstärken.

Frage: Wie interpretieren Sie den neuesten Ernährungsbericht hinsichtlich der Morbidität und der Mortalität an ernährungsabhängigen Erkrankungen?

Die Hauptfehler: zu viel und zu fett

Oberritter: Die Hauptprobleme für die Gesundheit gehen nach wie vor von der weitverbreiteten Überernährung aus, von der überkalorischen und zu fetten Ernährung. Demgegenüber spielen in der durch Zahlen belegbaren Krankheits- und Todesursachenstatistik Rückstände oder gar Zusatzstoffe – die in der öffentlichen Diskussion im Vordergrund stehen – keine erkennbare Rolle.

Alternative Kostformen

Frage: Die Deutsche Gesellschaft für Ernährung befaßt sich nicht nur mit Empfehlungen für die richtige Ernährung, sie setzt sich auch kritisch mit alternativen Kostformen und Mode-Diäten auseinander. Die DGE propagiert eine vollwertige Ernährung, die Medien und viele Verbraucher widmen der sog. Vollwert-Ernährung besondere Aufmerksamkeit. Sind vollwertige Ernährung und Vollwert-Ernährung zwei Namen für dasselbe Kind oder zwei Paar Stiefel?

Vollwertkost nach Bruker...

Oberritter: Bei der Vollwert-Ernährung gibt es zwei wesentliche Richtungen: die Vollwertkost nach Bruker und die Vollwert-Ernährung nach Leitzmann. Beide empfehlen, daß die verzehrten Lebensmittel so wenig wie möglich bearbeitet sein sollten, wobei Bruker besonders extreme Aussagen macht. Er gibt außerdem Heilversprechen ab, die unhaltbar und hochgradig gesundheitsgefährdend sind.

...kann höchst gefährlich sein

Bruker unterscheidet zwischen lebendiger und toter Ware, wobei lebendig für unverarbeitet steht. Von den verarbeiteten Waren akzeptiert Bruker einzig und allein Vollkornbrot. Milchprodukte und Fleisch brauchen z. B. nicht verzehrt zu werden. Das ist nach unserem heutigen Wissen höchst gefährlich: Wer prinzipiell auf bearbeitete Lebensmittel verzichtet und Lebensmittel derart einseitig auswählt, kann innerhalb kurzer Zeit erhebliche Nährstoffdefizite bekommen. Die Vollwertkost nach Bruker ist eine Ideologie, deren Empfehlungen wissenschaftlich nicht haltbar sind.

Vollwert-Ernährung nach Leitzmann...

Die Vollwert-Ernährung nach Leitzmann ist weniger radikal als bei Bruker und übersieht nicht die Tatsache, daß bei einigen Lebensmitteln eine Verarbeitung vorteilhaft oder notwendig ist. Daß bei Leitzmann jedoch der Verarbeitungsgrad so deutlich im Vordergrund steht, ist für uns wissenschaftlich nicht immer nachvollziehbar. Dennoch ist mit seiner Kostform eine gute Ernährung praktizierbar.

...kann empfohlen werden

Frage: Wie beurteilt die DGE den Vegetarismus?

Oberritter: Hier muß man verschiedene Formen unterscheiden. Am strengsten ist die vegane Kost, die nur pflanzliche Produkte erlaubt, die nicht einmal Honig als tierisches Produkt akzeptiert. Nicht ganz so radikal ist die lacto-vegetabile Ernährung, die neben pflanzlichen Produkten auch Milch und Milcherzeugnisse gestattet. Bei der ovo-lacto-vegetabilen Kost kommen dann auch noch Eier hinzu.

Verschiedene Formen vegetarischer Kost

Die streng vegane Kost ist als Dauerkost nicht zu empfehlen, denn sie hat einige ganz kritische Punkte wie die absolut mangelhafte Jod- und Calciumversorgung. Auch die ausreichende Versorgung mit bestimmten B-Vitaminen und Eisen kann u.U. nicht gesichert sein. Dagegen ist mit der ovo-lacto-vegetabilen und auch mit einer lacto-vegetabilen Kost eine vollwertige Ernährung gesunder Erwachsener möglich.

Streng vegane Kost führt zu Defiziten

Daß Vegetarier statistisch insgesamt gesünder sind als Normalesser, muß nicht unbedingt nur auf die vegetarische Ernährungsform zurückzuführen sein, denn Vegetarier leben im Durchschnitt grundsätzlich gesundheitsbewußter als Normalesser, sie verzichten weitgehend oder völlig auf Nikotin und

Vegetarier leben grundsätzlich gesünder

Alkohol und zeichnen sich durch höhere körperliche Aktivität aus.

Frage: Zu den eher exotischen Ernährungsformen ist ja wohl die Lehre der Makrobiotiker zu rechnen. Was ist hiervon zu halten?

Makrobiotiker machen unhaltbare Heilversprechen

Oberritter: Die Makrobiotik hat ihren Ursprung im ZEN-Buddhismus, sie teilt die Nahrung nach einem kosmischen Prinzip ein, das sich an YIN und YANG orientiert, wobei ganz obskure Dinge herauskommen. Makrobiotiker sind beispielsweise der Meinung, große Salzmengen seien ungefährlich und der Körper könne Vitamin C selbst herstellen. Beides sind fatale Irrtümer. Abzulehnen ist vor allem der Anspruch, makrobiotische Kost könne sämtliche Krankheiten einschließlich Krebs heilen.

Mit der Hay'schen Trennkost...

Frage: Die Empfehlungen der Hay'schen Trennkost gehen davon aus, unser Organismus könne Kohlenhydrate und Eiweiße nicht gleichzeitig verwerten, so daß kohlenhydrat- und eiweißreiche Lebensmittel nur getrennt voneinander gegessen werden sollten...

Oberritter: ...das ist ein längst widerlegtes Prinzip; das menschliche Verdauungssystem ist so ausgelegt, daß es alle Nährstoffe gleichzeitig verdauen kann, also sowohl Fett als auch Kohlenhydrate als auch Eiweiß. Wer die von Hay ausgesprochene Empfehlung einhält, 80 % basenüberschüssige und nur 20 % säureüberschüssige Lebensmittel zu verzehren, kommt bei wichtigen Lebensmitteln wie Vollkornprodukten, Milcherzeugnissen, Fleisch und Fisch zu kurz, denn sie sind alle säureüberschüssig.

...kommt man leicht zu kurz

Frage: Während die DGE ein Mehr an Kohlenhydraten propagiert, verzichtet die Atkins-Diät darauf völlig oder zumindest weitgehend.

Oberritter: Die Ernährung nach Atkins ist ganz gewiß eine gesundheitsgefährliche Diät-Variante, die aufgrund ihrer zu hohen Zufuhr an Cholesterin, Fett und Purinen zu Stoffwechselstörungen wie etwa der Gicht oder zu einer Erhöhung der Blutfettwerte führen kann. Wer – um abzunehmen – für zwei bis drei Wochen nach Atkins lebt, gefährdet sich sicher nicht, aber Atkins empfiehlt seine Diät als lebenslange Ernährungsform. Das ist mit Sicherheit abzulehnen.

Atkins-Diät nicht auf Dauer

Dasselbe gilt im wesentlichen für alle Diäten, die auf Dauer wenig Kohlenhydrate und viel Eiweiß oder Fett

Vorsicht bei eiweiß- und fettreichen Diäten

empfehlen. Hierher gehören beispielsweise die Banting-Diät, die Air-Force-Diät, die Punkte-Diät, die Hollywood-Diät und die Mayo-Diät.

Frage: Der Zahnarzt Schnitzer, nach dem eine weitere Diät benannt ist, geht davon aus, daß die sog. Urnahrung des Menschen pflanzlichen Ursprungs ist...

Schnitzers Versprechen sind Scharlatanerie

Oberritter: ...Schnitzer verspricht mit seiner Intensiv- und mit seiner Normalkost die Verhütung, Besserung und Heilung sämtlicher Krankheiten – ein Versprechen, das nur als Scharlatanerie einzustufen ist. Die Schnitzer-Normalkost ist identisch mit einer ovo-lacto-vegetabilen Kost, die Intensivkost ist eine rein pflanzliche Rohkostform. Die Normalkost ist als Dauerernährungsform eingeschränkt geeignet, die Intensivkost dagegen enthält dem Menschen wichtige Lebensmittel wie Brot, Kartoffeln, Reis, gekochtes Gemüse, Milch und Milchprodukte vor, so daß die sehr einseitige Lebensmittelauswahl zu einer unzureichenden Zufuhr an bestimmten Nährstoffen führen muß.

Fit for life...

Frage: Lassen Sie uns zum Schluß noch über die anthroposophische

Ernährung und das »fit for life« sprechen. Sind diese Diäten wissenschaftlich begründet oder mehr ideologischen Ursprungs?

Oberritter: »Fit for life« ist eine Anlehnung an die Hay'sche Trennkost. Wer sich nach den Regeln des »fit for life« ernährt, kommt bei bestimmten lebenswichtigen Nährstoffen längerfristig gesehen in Defizite – das heißt zu Mangelerscheinungen.

...eine gefährliche Mode

Auch die anthroposophische Ernährungsweise ist eine Weltanschauung, die naturwissenschaftlich nicht nachvollziehbar ist. Es handelt sich um eine überwiegend ovo-lacto-vegetabile Kost, wobei die Lebensmittel nach ihrem geistigen Gehalt beurteilt werden. Diese Kostform ist als Dauerkost zwar geeignet, aber daß der Verzehr von Kartoffeln, um ein Beispiel zu nennen, den allgemeinen Instinktverlust und das intellektuelle und materialistische Denken verstärken soll – ersparen Sie bitte einem Naturwissenschaftler den Versuch, dies zu verstehen.

Anthroposophische Kost ist eine Weltanschauung

Anschriften der Experten

Prof. Dr. med. Hans Ditschuneit
Albert-Schweitzer-Str. 13
D-89134 Blaustein

Prof. Dr. med. Heinrich Kasper
Medizinische Universitätskliniken
im Luitpold-Krankenhaus Würzburg
Josef-Schneider-Str. 4
D-97080 Würzburg

Prof. Dr. med. Hans-Peter Kruse
Universitäts-Krankenhaus Eppendorf
Abteilung für Nephrologie/Osteologie
Martinistr. 52
D-20251 Hamburg

Prof. Dr. med. Hellmut Mehnert
Städtisches Krankenhaus
München-Schwabing
III. Medizinische Abteilung
Kölner Platz 1
D-80804 München

Dr. Helmut Oberritter
Deutsche Gesellschaft für Ernährung e. V.
Feldbergstr. 28
D-60323 Frankfurt/Main

Priv.-Doz. Dr. med. Dr. rer. nat.
Günter Ollenschläger
Dezernat Fortbildung und Gesundheitsförderung der Bundesärztekammer
Herbert-Lewin-Str. 1
D-50931 Köln

Prof. Dr. med. Werner O. Richter
Medizinische Klinik II
im Klinikum Großhadern
der Ludwig-Maximilians-Universität
Marchioninistr. 15
D-81366 München

Prof. Dr. med. Manfred Schattenkirchner
Medizinische Poliklinik der Universität
Rheuma-Einheit
Pettenkoferstr. 8a
D-80336 München

Prof. Dr. med. Peter Schauder
Medizinische Klinik und Poliklinik
der Universität Göttingen
Robert-Koch-Str. 40
D-37075 Göttingen

Prof. Dr. med. Gotthard Schettler
Klinisches Institut für Herzinfarktforschung
an der Medizinischen Universitätsklinik
Bergheimer Str. 58
D-69115 Heidelberg

Prof. Dr. med. Günter Schlierf
Geriatrisches Zentrum Bethanien
Rohrbacher Str. 149
D-69126 Heidelberg

Prof. Dr. med. Eberhard Schneider
Allgemeines Krankenhaus Harburg
Neurologie
Eißendorfer Pferdeweg 52
D-21075 Hamburg

Prof. Dr. med. Peter Schwandt
Medizinische Klinik II
im Klinikum Großhadern
der Ludwig-Maximilians-Universität
Marchioninistr. 15
D-81366 München

Frau Dr. med. Claudia Thiel
Deutsche Klinik für Diagnostik
Abteilung für Allergologie
Aukammallee 33
D-65191 Wiesbaden

Prof. Dr. med. Wilhelm Vetter
Medizinische Poliklinik – Universitätsspital
Departement für Innere Medizin
Rämistr. 100
CH-8091 Zürich

Prof. Dr. med. Nepomuk Zöllner
Medizinische Poliklinik der Universität
Pettenkoferstr. 8a
D-80336 München

Aus der Schriftenreihe **Experten im Gespräch** sind in gleicher Ausstattung weitere Bände lieferbar:

Experten im Gespräch

Band 1
Das Parkinson-Syndrom
(3. Auflage)
Pathogenese, Diagnose, Therapie

Band 2
Hypertonie I
(z. Z. nicht lieferbar)

Band 3
Klimakterische Beschwerden
(2., aktual. und ergänzte Aufl.)
Ovarielle Stimulation
als neues Therapieprinzip

Band 4
Peptische Erkrankungen des oberen Gastrointestinaltraktes
(z. Z. nicht lieferbar)

Band 5
Rheuma I
(3., aktualisierte Auflage)
Natürliches Vitamin E
als neues Therapiekonzept

Band 6
Exzessives Spielen
Zur Häufigkeit, Psychologie und
Therapie der sog. Spielsucht

Band 7
Epilepsie
Moderne Aspekte zur Diagnostik, Therapie und Patientenführung

Band 8
Das Trockene Auge
(2. Auflage)
Ursachen, Diagnose, Differentialdiagnose, Therapie

Band 9
Hyperlipidämien
(2. Auflage)
Diagnose und Therapie heute

Band 10
Krank durch Passivrauchen?
(z. Z. nicht lieferbar)

Band 11
Benigne Prostatopathien
(2. Auflage)
Grundlegende und therapeutische Aspekte

Band 12
Steroide in der Augenheilkunde
Möglichkeiten und Grenzen im therapeutischen Alltag

Band 13
Akne
Möglichkeiten und Grenzen der topischen und systemischen Therapie

Band 14
Selen
(z. Z. nicht lieferbar)

Band 15
Ginseng
(z. Z. nicht lieferbar)

Band 16
Fett in der Ernährung
Fettreduzierung und Fettmodifikation vermindern das Erkrankungsrisiko

Band 17
Das Glaukom
Moderne diagnostische und therapeutische Aspekte

Band 18
Verapamil
(Engl. Originalausgabe, 2. Aufl.)
A Drug on the Threshold of the Next Decade

Band 19
Hirnleistungsstörungen
(2. Auflage)
Neue Aspekte zu Indikationen, Ursachen und Therapie

Band 20
Chemie und Physik in Küche und Ernährung
(2. Auflage)
Moderne Lebensmittel-Technologie in der Diskussion

Bestellungen sind direkt an den Verlag zu richten. Die Lieferung erfolgt mit beigefügter Rechnung. Porto und Verpackung werden gesondert berechnet.

WISSENSCHAFTSVERLAG WELLINGSBÜTTEL
Postfach 65 02 44, 22362 Hamburg
Telefon 0 40 – 5 36 75 55
Telefax 0 40 – 5 36 62 38